EAUX ET BAIN

DE CONTREXÉVILLE (VOSGES)

SOURCE DU PAVILLON

TARIF

DU PRIX ET DU TRANSPORT DE L'EAU

en bouteilles et en caisses.

STRASBOURG

IE DE G. SILBERMANN, PLACE SAINT-THOMAS, 3.

20 AOÛT 1865.

EAUX ET BAINS

DE CONTREXÉVILLE (VOSGES)

SOURCE DU PAVILLON

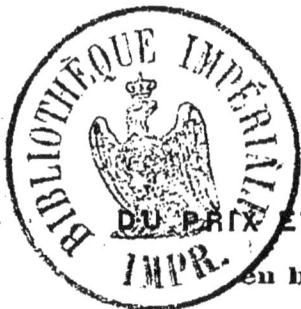

TARIF

DU PRIX ET DU TRANSPORT DE L'EAU

en bouteilles et en caisses.

STRASBOURG

TYPOGRAPHIE DE G. SILBERMANN, PLACE SAINT-THOMAS, 3.

20 AOÛT 1865.

EAUX-DE CONTREXÉVILLE (VOSGES)

SOURCE du PAVILLON

DÉCLARÉE D'INTÉRÊT PUBLIC PAR DÉCRET IMPÉRIAL DU 4 AOUT 1860.

TARIF

du prix de l'eau en bouteilles et en caisses, ainsi que du transport depuis l'établissement des bains jusqu'à la gare de destination.

PRÉCÉDÉ

1º de quelques extraits de divers mémoires qui démontrent les propriétés de la source du Pavillon;

2º de quelques renseignements statistiques qui signalent la progression constante de la fréquentation de cette source.

Voies urinaires.	Maux de reins.
Gravelle.	Prostate.
Goutte.	Maladies du foie.
Catarrhes de vessie.	Rétention.
Calculs.	Menstruation.

SERVICE MÉDICAL.

M. le docteur J. M. CAILLAT, médecin-inspecteur, chevalier de la Légion d'Honneur, *à l'établissement;*
(hors de la saison, à AIX, Bouches-du-Rhône).

M. le docteur LEGRAND DU SAULLE, ancien interne et lauréat (médaille d'or), Maire de Contrexéville, *à l'établissement;*
(hors de la saison, à PARIS, boulevart Sébastopol, nº 9, R. G.).

20 AOÛT 1865.

PREMIÈRE PARTIE.

EXTRAITS

DE LA

Notice de M. le docteur A. MILLET, de Tours:

« UNE SAISON A CONTREXÉVILLE »

(Paris 1864, 2e édition).

AVANT-PROPOS

DE LA PREMIÈRE ÉDITION.

Atteint de la gravelle depuis plusieurs années, et ayant eu, au mois de juillet 1862, une colique néphrétique des plus violentes, je me suis décidé à quitter mes occupations professionnelles pour aller demander aux eaux de Contrexéville, sinon une guérison, du moins un soulagement très-marqué. J'ai obtenu, jusqu'à ce jour, tout ce que je pouvais souhaiter.

Pendant mon séjour dans les Vosges, j'ai fait quelques études, quelques remarques, quelques recherches : j'ai ainsi utilisé, tout en prenant soin de ma santé, des loisirs inattendus et peu désirés. Je n'avais pas eu tout d'abord l'intention de rédiger mes notes cette année et d'écrire mes impressions de voyage, comptant les soumettre à un nouveau contrôle pendant la seconde saison que j'irai faire cet été à Contrexéville ; mais des amis, — qui ont peut-être trop présumé de moi-même, — m'ont persuadé que je pourrais faire entendre quelques conseils utiles aux personnes atteintes de la même maladie que moi, et voici que j'ai livré mon manuscrit.

Étranger au pays, mais hôte reconnaissant, j'ai raconté ce que j'ai vu, ce que j'ai observé, ce que j'ai appris. N'ayant point d'autre parti pris que celui de dire la vérité, je n'ai mis dans mes appréciations ni enthousiasme ni passion.

Si cet opuscule, malgré ses imperfections et ses lacunes, peut servir de guide aux malades, je le leur dédie bien volontiers, et leur souhaite de faire, à Contrexéville, une cure aussi profitable que la mienne.

Tours, le 26 mai 1863.

CHAPITRE IV.

De la gravelle.

(Pages 18 et 19.)

Les maladies pour lesquelles on fréquente habituellement Contrexéville sont assez peu nombreuses.

Les graveleux et les goutteux forment les neuf dixième des malades. On rencontre bien aussi quelques personnes atteintes de néphrite chronique, de catarrhe de la vessie, d'hématurie, d'engorgements de la prostate, quelques dyspeptiques, quelques malades affectés de constipation rebelle. On voit aussi des femmes atteintes de leucorrhées ou d'accidents du côté des voies génito-urinaires.

Les graveleux affluent à Contrexéville, et il faut avouer qu'ils ont raison d'y venir, car tous ou presque tous y sont sinon guéris, du moins très-notablement soulagés, Grâce à ma position de médecin, j'ai été dépositaire d'une foule de confidences, soit de la part des malades eux-mêmes, soit de la part d'un des médecins de la localité, et j'ai pu réellement me convaincre de l'efficacité réelle de ces eaux, non-seulement dans la *gravelle urique*, mais encore dans les *gravelles d'oxyde cystique*, les *gra-*

velles phosphatiques, les *gravelles d'oxalade de chaux* et les *gravelles d'oxyde xanthique.*

La *gravelle d'acide urique* est sans contredit la plus fréquente ; c'est elle que l'on rencontre aussi le plus communément à Contrexéville.

En général, les malades qui en sont atteints ont mené joyeuse vie, ont aimé la table ; ou bien ont eu une vie trop monotone, trop sédentaire, ont passé de longues heures à travailler dans leur cabinet.

Dans la gravelle d'acide urique, l'urine est rouge ; le sédiment qu'elle laisse déposer après quelque temps de repos contient une grande quantité de cet acide.

(Pages 22 et 23.)

En Allemagne, en Hollande, en Angleterre, la gravelle est très-commune ; sous les tropiques elle est à peu près inconnue.

Les habitudes sédentaires prédisposent à cette affection, ce qui explique comment tant d'ecclésiastiques, tant de religieux dont la vie est sobre et austère, sont atteints de la gravelle. La nécessité de séjourner longtemps dans le confessionnal, la récitation de leur bréviaire, la préparation de leurs instructions ou de leurs sermons, les contraignent à rester presque constamment assis et à ne pas faire d'exercice ; il y a donc chez eux : *excès de recettes sur les dépenses*, et alors éclate la maladie dont je m'occupe en ce moment ; et ainsi s'explique l'innombrable quantité de prêtres que l'on voit affluer à Vichy, à Contrexéville etc.

Lorsqu'un malade doit être atteint de la gravelle, il ressent plus ou moins longtemps avant son apparition des fourmillements, des douleurs obtuses et même parfois lancinantes dans la région des reins. Les urines qu'il rend sont rouges et souvent sédimenteuses. Ces phénomènes précurseurs ne sont pas constants, et je me rappellerai toujours un jeune Anglais que j'ai mené avec moi, en 1862, à Contrexéville et qui, en parfaite santé, fut pris brusquement un jour, sur le pont de Tours, d'une colique néphrétique telle qu'il put à peine gagner son hôtel, soutenu par sa sœur. Il fut pendant douze heures en proie aux plus terribles souffrances, il eut des nausées et des vomissements très-abondants, une envie presque incessante d'uriner, et la rétraction du testicule droit, la colique siégeant à droite. Le lendemain, il rendit une énorme quantité de sable rouge très-fin, très-délié, et le surlendemain tout était rentré dans l'ordre. Les eaux de Contrexéville lui firent infiniment de bien ; il n'a rien éprouvé depuis.

(Pages 26 et 27.)

Pourquoi les eaux de Contrexéville sont-elles donc si efficaces dans la gravelle? Il est assez difficile de s'en rendre compte, car leur minéralisation, comparée à celle de Vichy, est fort peu considérable... Elles agissent, non pas en dissolvant, non pas en désagrégeant les calculs, comme Petit l'a prétendu pour les eaux de Vichy, mais elles agissent par une sorte de lixiviation en entraînant les graviers, en déblayant, en lavant les reins, les uretères et la vessie. On ingurgite dans ce but, à Contrexéville, de grandes quantités d'eau. Les graveleux ne prennent pas moins de dix à douze verres d'eau minérale tous les matins, de quart d'heure en quart d'heure, si elle passe bien, ou de vingt minutes en vingt minutes, si elle fatigue un peu l'estomac. Dès que le cinquième ou le sixième verre a été ingéré, des envies impérieuses d'uriner se font sentir et demandent à être satisfaites immédiatement. Il est impossible de dire et de soupçonner quelle quantité d'urine est rendue pendant l'espace de cinq à six heures, on urine tous les quarts d'heure ou au moins toutes les demi-heures, et l'on rend certainement une bien plus grande quantité d'urine que l'on a ingéré d'eau. A la fin, l'urine passe claire, limpide et incolore ; on dirait de l'eau minérale n'ayant subi aucune altération.

(Page 27.)

L'action des eaux de Contrexéville ne se porte pas seulement sur les reins ; il est rare qu'au bout de quatre à cinq jours, quelquefois plus tôt, elle n'amène pas plusieurs évacuations alvines séreuses accompagnées d'un certain malaise et même de fièvre. Quelques personnes sont même superpurgées. Je me rappelle avoir vu la femme d'un avoué, qui était venue à Contrexéville pour des coliques hépatiques. La première fois qu'elle but à la source du Pavillon six verres d'eau, elle eut dix à douze exonérations intestinales !

(Pages 27 et 28.

Les graveleux, ai-je écrit, ingèrent le matin dix à douze grands verres d'eau ; aussi ne boivent-ils plus dans la journée d'eau minérale.

De deux à cinq heures, ils prennent, suivant la gravité de leur état et d'après la prescription du médecin auquel ils se sont adressés, soit un bain d'eau minérale à 28 ou 30 degrés centigrades, soit une douche à 11, 20 ou 25 degrés.

Les hommes jeunes et vigoureux se trouvent mieux de la douche que des bains, et je les engage à prendre trois douches de suite contre un bain. Ceux qui sont un peu plus faibles, un peu plus âgés, devront alterner et prendre le premier jour un bain d'une heure, et le lendemain une douche d'un quart d'heure sur les reins. Quelques malades irritables, impressionnables, ne devront même prendre de douche que tous les trois ou quatre jours.

La douche jouit d'une efficacité réelle, incontestable ; elle fait rendre du sable en notable quantité à ceux qui se sont soumis à son action. Pendant deux saisons à Contrexéville, je n'ai pris que trois bains et dix-sept douches. Les douches me faisaient et m'ont fait un bien infini. Je rendais après chaque douche, dans la nuit, des quantités fabuleuses de sable rouge, très-fin, très-délié.

(Pages 29 et 30.)

J'ai été surpris de la facilité avec laquelle des graviers énormes, de la grosseur d'un bon pois, hérissés de pointes et d'aspérités, sont rendus à Contrexéville. Tous les matins, aux abords de la source du Pavillon, les malades font voir à leur médecin les graviers qu'ils ont rendus, soit pendant la nuit, soit dans la matinée, et le médecin les montre avec plaisir, avec ostentation, aux nombreux curieux qui se pressent autour de lui. J'ai vu des graviers que plusieurs malades avaient rendus et qui étaient réellement très-volumineux et très-aigus ; ils avaient été expulsés sans de trop grandes souffrances.

Il est rare, à Contrexéville, que des graviers même très-considérables ne passent pas par les voies urinaires sans le secours des instruments et sans l'intervention chirurgicale; et je puis affirmer qu'il ne se rencontre peut-être pas par saison deux cas nécessitant l'extraction d'un de ces calculs arrêté dans le trajet du canal de l'urêthre. On ne saurait se figurer l'activité que ces eaux impriment aux voies urinaires.

Un de nos estimables confrères, M. le docteur L..., atteint de diabète et de gravelle, a eu le bon esprit de ne pas aller à Vichy en 1863 pour débarrasser ses reins des graviers qu'ils contenaient ; mais il est venu faire une saison à Contrexéville ; et au moment de mettre sous presse, j'apprends qu'il a passé un excellent hiver, qu'il fabrique toujours du sucre, mais en moindre quantité. Sa vue est plus forte, sa gravelle a disparu et l'état général s'est amendé étonnamment. Ce petit renseignement que je tiens de source certaine pourra être précieux pour certains diabétiques atteints en même temps de la gravelle.

J'ai rencontré quelques graveleux qui pendant tout le temps de leur saison à Contrexéville n'ont pas rendu une seule fois du sable ou des graviers, et qui, dès leur arrivée dans leurs foyers en ont excrété une quantité considérable. Cela prouve tout simplement que l'action des eaux se fait sentir longtemps encore après leur ingestion.

CHAPITRE V.

De la goutte.

(Pages 40 et 41).

Les goutteux abondent à Contrexéville et sont presque en aussi grand nombre que les graveleux (j'entends ici par goutteux des malades ayant eu un ou plusieurs accès de goutte). La plupart de ceux que j'y ai vus, étaient des malades que Vichy n'avait pas le moins du monde soulagés.... Ils étaient venus, confiants dans l'antique réputation de Contrexéville, demander soulagement à ses eaux; et bon nombre d'entre eux s'applaudissaient du choix qu'ils avaient fait.

Je pourrais citer ici un brasseur d'Alsace, jeune encore, puisqu'il n'avait que trente-neuf ans; qui était réduit à marcher avec des béquilles lorsqu'il arriva aux eaux de Contrexéville. Sa physionomie respirait l'anxiété la plus grande; ses efforts pour faire quelques pas à l'aide de ses béquilles dénotaient une souffrance intolérable. Au bout de quelques jours, il y avait une métamorphose complète, une transformation que tous les buveurs ont pu constater.... Quelques verres d'eau avaient suffi pour faire taire les douleurs, pour faire cesser l'embarras et la gêne que ce pauvre homme avait à se mouvoir. La gaieté et l'espérance, en rentrant dans son cœur, avaient donné à ses traits une expression de bonheur dont je garderai longtemps le souvenir.

Ai-je besoin de relater l'observation d'un juge au tribunal de la Seine, perclus de douleurs, marchant avec peine dans le parc, appuyé d'une part sur le bras de son valet de chambre et de l'autre sur sa canne? Je l'ai rencontré, quelques jours après son arrivée à Contrexéville, cheminant lestement sur les routes et faisant des promenades de plusieurs kilomètres sans peine et sans souffrance. Son domestique n'en revenait pas et croyait à un miracle. Le vieux juge lui-même, avec lequel j'ai plusieurs fois causé longuement, était émerveillé et vantait à outrance les effets admirables des eaux de Contrexéville dans la goutte.

Devrais-je aussi parler de quelques vénérables ecclésiastiques et de plusieurs autres malades dont je dois taire les noms, arrivant à cette station d'eau minérale avec des sabots et ne pouvant mettre d'autres chaussures, tant leurs orteils étaient gonflés et douloureux? Au bout de quelques jours, ils allaient et venaient comme les plus intrépides marcheurs, et faisaient des promenades réellement fort longues, eux qui auparavant pouvaient à peine mettre un pied l'un devant l'autre.

(Page 42.)

J'ai vu, à Tours, un assez grand nombre de goutteux qui avaient fréquenté assidûment Vichy depuis plusieurs années, et qui se plaignaient de n'avoir pas éprouvé le moindre soulagement de l'usage de ces eaux, quoiqu'ils fissent la plus grande attention à leur régime et qu'ils se montrassent excessivement sévères sur la prophylaxie.

J'ai rencontré d'autres goutteux qui avaient été, pendant trois ou quatre ans, les hôtes assidus de Contrexéville, et qui n'avaient qu'à s'en louer; ils avaient évité tout excès, tout écart de régime... Ils se montraient satisfaits... N'y a-t-il pas là un certain enseignement, et sans vouloir généraliser, ne peut-on pas entre-voir que, toutes choses égales d'ailleurs, Contrexéville pourrait bien l'emporter sur Vichy dans la prophylaxie de la goutte? Je ne résous pas la question, je raconte seulement ce que j'ai vu; et mes observations sont en accord parfait avec celles de l'éminent professeur de la Faculté de médecine de Paris, M. Trousseau, qui s'élève avec force contre l'abus des alcalins en général, et des eaux de Vichy en particulier, dans le traitement de cette maladie.

(Pages 43 et 44.)

Un médecin de Vichy a réclamé contre les assertions de M. le professeur Trousseau ; mais il n'en est pas moins vrai que la vérité est réellement du côté du célèbre clinicien. Ce que j'ai observé et ce que d'autres médecins ont vu aussi bien et même mieux que moi à Contrexéville, serait de nature à le démontrer.

Ainsi donc, aux goutteux, je dirai : Défiez-vous de Vichy et allez sans crainte à Contrexéville.... Mais que le régime austère que vous vous imposiez en fréquentant Vichy, ne soit pas par vous délaissé si vous vous dirigez sur Contrexéville. Le régime sévère, un exercice modéré, sont les plus puissants auxiliaires des eaux ; ne l'oubliez jamais. Sans ces auxiliaires, les eaux sont inefficaces souvent, et parfois même elles sont nuisibles.

(Page 44.)

Que font les goutteux à Contrexéville? Presque tous font invariablement la même chose; ils boivent quelques demi-verres d'eau minérale de quart d'heure en quart d'heure, absolument comme les graveleux. Quelques-uns, désireux d'obtenir de bons résultats, boivent franchement leurs dix ou douze grands verres d'eau ; mais c'est tout, et vous ne verrez qu'exceptionnellement, très-exceptionnellement même, un goutteux se baigner à Contrexéville ; et quand il se baigne, on peut affirmer qu'il est en même temps graveleux. Il y a, comme on le sait, beaucoup de goutteux qui sont tourmentés par la gravelle, et il ne peut en être autrement lorsqu'on réfléchit que la manifestation de ces deux maladies tient absolument aux mêmes causes. Érasme n'écrivait-il pas à l'un de ses amis : « *J'ai la néphrétique, et tu as la goutte, nous avons épousé les deux sœurs ?* »

CHAPITRE VI.

Catarrhes de la vessie.

(Pages 45 et 46.)

On rencontre à Contrexéville un certain nombre de malades atteints de catarrhe de la vessie, et presque tous ceux auxquels j'ai eu occasion de parler m'ont avoué s'être parfaitement trouvés de la fréquentation de cette station minérale. Leur opinion est, du reste, d'accord avec celle qui a été émise par la plupart des auteurs qui se sont occupés du traitement de cette terrible affection et en particulier par M. le docteur Phillips.

M. le docteur Armand Rotureau dit [1] « que ; dans les catarrhes de la vessie il est bien rare que les eaux minérales à Contrexéville n'arrivent pas à déterminer une guérison complète. Il est probable que les nombreux malades délivrés à ces sources d'une affection toujours si tenace ont contribué surtout à la réputation incontestable de ces eaux. »

M. le docteur Legrand du Saulle dont j'aime à invoquer le témoignage si compétent, et auquel j'ai demandé des renseignements à ce sujet, m'a déclaré que parmi les buveurs (1827) auxquels il avait eu jusqu'à ce jour l'honneur de donner des soins à Contrexéville pendant les années 1857, 1858, 1859, 1860, 1861,

[1] *Des eaux minérales de France*, p. 109.

1862 et 1863, beaucoup d'entre eux étaient affectés de catarrhe vésical; mais qu'il ne pouvait me donner des documents positifs que sur un certain nombre, car il avait perdu tous les autres de vue.

Eh bien, il y avait un chiffre imposant de guérisons solides et durables; une grande quantité d'améliorations excessivement notables; quelques améliorations très-sensibles et enfin des améliorations légères. Une très-minime proportion n'avait ressenti de ces eaux aucune efficacité.

J'ai vu moi-même quelques malades affectés de catarrhe de la vessie venus à Contrexéville pour obtenir sinon une guérison radicale, du moins une sérieuse amélioration, et qui n'ont pas été trompés dans leur attente. Le bénéfice des eaux s'est promptement fait sentir; et chez MM. A..., D... et V... il a été durable et ne s'est pas démenti. Chez d'autres il y a eu un amendement plus ou moins grand.

RECOMMANDATIONS ESSENTIELLES.

(Pages 30 et 31).

Aux graveleux qui ont fait une saison à **CONTREXÉVILLE** je recommanderai de faire, en octobre ou en novembre de chaque année, une saison de quinze jours, en buvant chez eux, chaque matin à jeun, une bouteille d'eau de **CONTREXÉVILLE**. Ils n'auront qu'à se louer de ce complément de traitement.

Que ceux qui se seront bien trouvés d'une première saison faite à Contrexéville ne négligent pas d'en aller faire une seconde et même une troisième. Leur guérison est souvent à ce prix.

Que le régime dont j'ai parlé avec détail soit minutieusement, religieusement même, suivi par eux, s'ils veulent réellement recueillir les fruits de leur traitement minéral.

C'est de l'ensemble de tous ces moyens que naîtra, sinon la guérison toujours, du moins une amélioration presque constante.

La source du **PAVILLON** est très-abondante; elle donne en moyenne :

140 litres à la minute.

8,400 litres à l'heure.

201,600 litres par 24 heures.

Son eau minérale a un goût de fer; elle est fraîche, douceâtre, légèrement gazeuse et acidule.

Sa limpidité est parfaite.

Elle est diurétique et laxative, presque toujours immédiatement.

———

NOTA. C'est à cette seule source que les 99 centièmes des malades qui se rendent aux eaux de CONTREXÉVILLE, pratiquent leur cure qui est ordinairement de **21** jours.

Les demandes d'envoi de cette eau, faites soit aux dépôts, soit aux pharmaciens, et même à l'établissement de **CONTREXÉVILLE**, doivent donc mentionner l'indication de :

SOURCE DU PAVILLON [1]

que portent toujours la capsule et l'étiquette de la bouteille.

(1) Soit encore la spécification de « **Eau de Contrexéville-Pavillon** ».

La Société des Eaux Minérales

DE

CONTREXÉVILLE

a établi des dépôts de l'eau de la

SOURCE DU PAVILLON

déclarée d'intérêt public par décret impérial du 4 août 1860

A PARIS

AU SIÉGE DE LA SOCIÉTÉ

23, rue de la Michodière

DÉPOT GÉNÉRAL DE TOUTES LES EAUX.

A LYON

CHEZ M. CARTAZ, PHARMACIEN

32, quai de la Charité.

A METZ

CHEZ M. LALLEMENT, PHARMACIEN

rue Serpenoise.

A NANCY

CHEZ M. MARTIN-BARBIER, PHARMACIEN

rue Saint-Dizier.

A DIJON

CHEZ M. GAUTHERET-MORELLE

DÉPOSITAIRE D'EAUX MINÉRALES

4, rue Bannelier.

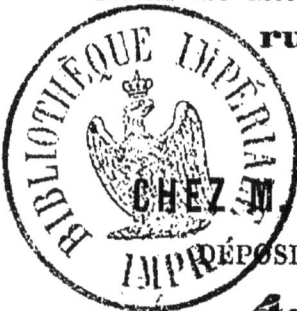

Toutes les bouteilles d'Eau Minérale naturelle

DE CONTREXÉVILLE

DE LA

SOURCE DU PAVILLON

sont couvertes d'une capsule en étain portant ces mots:

EAU MINÉRALE DE CONTREXÉVILLE, SOURCE DU PAVILLON

MODÈLE DE LA CAPSULE

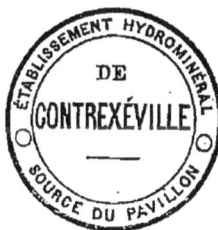

Les étiquettes en papier blanc sont toutes revêtues
de la griffe de

M. E. MERMET

Directeur-Gérant de l'Établissement hydrominéral de Contrexéville

Fac-similé de
la signature de
M. MERMET.

Toute bouteille non revêtue des capsules et étiquettes ci-dessus ne proviendrait pas de la **Source du Pavillon.**

EAUX DE CONTREXÉVILLE (VOSGES).

SOURCE DU PAVILLON.

STATISTIQUE DE 10 ANNÉES

des buveurs et des baigneurs de 1855 à 1864 inclusivement

(de 1830 à 1854, cette statistique a varié de 100 à 140).

	Hommes.	Femmes.	Total.
1855	225	21	246
1856	247	29	276
1857	302	36	338
1858	319	45	364
1859	439	61	500
1860	427	63	490
1861	541	77	618
1862	523	78	601
1863	618	166	784
1864 (1)	806	231	1037
Totaux.	4447	807	5254

Ces nombres ont eu des provenances de tous les points de la France, sans en excepter les plus éloignés ni les moins importants, ainsi que de diverses contrées étrangères.

On doit en induire que la réputation des eaux de Contrexéville prend une extension et une consistance telles, que les malades, pour en obtenir les bienfaits, ne reculent pas plus en présence des dépenses que de la fatigue d'un long voyage.

Nous avons dressé un tableau de toutes les localités de la France d'où il s'est dirigé des malades sur la Source du PAVILLON, pendant la période ci-dessus indiquée; elles sont au nombre de 684, et il y faut ajouter celles de quatorze contrées étrangères. (Voir la *Statistique progressive des eaux de Contrexéville*, fin 1865.)

(1) Pour 1865, le nombre était déjà de 1100 le 1er août.

EAUX DE CONTREXEVILLE (VOSGES).

DÉNOMBREMENT PAR PROFESSION

des buveurs qui ont fréquenté les trois sources de l'Établissement, notamment celle du PAVILLON, en 1863 et en 1864.

	1863.	1864.
Rentiers, propriétaires	323	385
Dames	159	222
Négociants, fabricants	83	132
Magistrats { justice	25	31
Magistrats { administration	30	30
Militaires	40	59
Ecclésiastiques { hommes	27	38
Ecclésiastiques { femmes	7	9
Domestiques des deux sexes	26	41
Notaires	7	16
Médecins	13	21
Artistes et hommes de lettres	22	17
Employés	11	14
Ouvriers	2	8
Députés	2	3
Sénateurs	2	1
Professions diverses	5	10
	784	1037

Dans ces diverses catégories de profession, d'état ou de fonctions, se sont trouvées beaucoup de notabilités :

De la banque et du commerce de Paris ainsi que des départements; de l'ordre judiciaire; de l'ordre ecclésiastique; de la classe des personnes titrées; de la classe des hommes de lettres, des artistes et de plusieurs autres professions libérales.

Et parmi les militaires :

2 généraux de division; 4 généraux de brigade; 6 colonels; 12 commandants, et autres officiers de divers grades de l'armée de terre. Un amiral, 2 capitaines de vaisseaux et autres officiers de marine.

De ces divers chiffres, le plus concluant en faveur de la source du Pavillon, est évidemment celui qui en signale la fréquentation très-progressive par les médecins pour leur propre santé

Les femmes sont dans la proportion d'un cinquième dans le chiffre total de 1037, au lieu d'un huitième environ les années précédentes.

ÉTABLISSEMENT HYDROMINÉRAL

DE CONTREXÉVILLE (VOSGES)

SOURCES DU PAVILLON, DU PRINCE ET DU QUAI.

STATISTIQUE
de la vente à la Source du PAVILLON*
pendant les dix dernières années de 1856 à 1864.

ANNÉES.	NOMBRE de bouteilles expédiées.	AUGMENTATION	
		sur l'année précédente.	sur l'année 1855.
1855	12,000	»	»
1856	13,000	1,000	1,000
1857	16,500	3,500	4,500
1858	19,200	2,700	7,200
1859	23,000	3,800	11,000
1860	27,600	4,600	15,600
1861	31,000	3,400	19,000
1862	36,500	5,500	24,500
1863	38,300	1,800	26,300
1864 (1)	44,000	5,700	32,000
	261,100		

* L'augmentation de près de 300 p. 0/0 en dix années démontre abondamment que les bons effets de l'eau du Pavillon sont de plus en plus appréciés.

A **Contrexéville** la source du **Pavillon** est fréquentée par les malades presque exclusivement à toute autre de cette localité.

La cure à domicile, **sous la surveillance de son médecin**, conseillée plus haut, page 15, par le docteur Aug. Millet, de même que l'usage habituel de l'eau du Pavillon, sont maintenant adoptés pour combattre les maladies traitées chaque année à Contrexéville.

(Voir page suivante une nomenclature statistique de M. le docteur Legrand du Saulle.)

La cure à **Contrexéville** est de 21 jours, pendant lesquels l'eau se boit de grand matin, à jeun, en commençant par 2 ou 3 verres, pris à intervalle d'un quart d'heure, en augmentant ainsi d'un verre chaque jour, jusqu'à un maximum qui varie de 6 à 12, et sur lequel on stationne, selon les effets reconnus par le médecin, et en diminuant enfin graduellement jusqu'au terme prescrit.

Il est essentiel que pendant la cure et surtout pendant les intervalles de l'ingestion de l'eau le malade se livre à une marche active.

Pour l'emploi de l'eau du Pavillon, **à domicile**, l'utilité des deux excellents guides suivants sera plus grande encore qu'à Contrexéville même :

Une saison à Contrexéville (Vosges), par le docteur Aug. Millet, de Tours, 1865.

Huit années de pratique médicale à Contrexéville, par le docteur Legrand du Saulle, 1865.

Se trouvent **à Paris**, au dépôt de la Société, rue de la Michodière, 23.

Prix : 50 centimes.

(1) Au 1er août 1865, la vente atteignait déjà 70,000 bouteilles.

Nous donnons plus loin les conditions auxquelles l'établissement hydrominéral fait l'expédition de ses eaux.

EXTRAIT du mémoire de M. le docteur Legrand du Saulle,

médecin à Paris.

Huit années de pratique médicale à Contrexéville
(étude clinique, 1865).

STATISTIQUE

indicative des diverses espèces de malades traités par M. le docteur Legrand
du Saulle au nombre de 1652 pendant une période de 8 années.

			Proportion p. %
Gravelle urique.	436		
Gravelle phosphatique (*Phosphate ammoniaco-maynésien*)	44		
Gravelle phosphatique (*Phosphate de chaux*) .	56		
Gravelle oxalique.	11	705	43
Gravelle pileuse.	1		
Gravelle et catarrhe de vessie.	39		
Gravelle et goutte.	103		
Gravelle, goutte et asthme.	15		
Catarrhe de vessie	235		
Maladies diverses de la vessie (*atonie, inertie, paralysie, névralgie, état variqueux, abcès urineux, tumeurs, cancer, fistule urinaire, rétention d'urine, hémorrhagie, cystique aiguë, incontinence d'urine*).	113	348	21
Goutte	147		
Goutte et catarrhe de vessie	48	221	13 1/2
Goutte, hémorrhoïdes et asthme	12		
Rhumatisme goutteux	14		
Maladies des reins (*néphrites aiguë et chronique: albumine, sang, sucre ou pus dans les urines*) .	»	138	8 1/4
Pierre . . . { avant l'opération	32	73	4 1/2
Pierre . . . { après l'opération	41	73	4 1/2
Maladies de la prostrate	»	42	2 1/2
Maladies des femmes	»	33	2
Maladies du foie	»	28	1 3/4
Maladies du canal de l'urètre.	»	27	1 1/2
Maladies de l'estomac et des intestins	»	21	1 1/4
Maladies du système nerveux	»	10	0 1/2
Maladies diverses.	»	6	0 1/4
Total général		1652.	100

2e PARTIE.

EAUX DE CONTREXÉVILLE (VOSGES)
(Source du PAVILLON)

DÉCLARÉE D'INTÉRÊT PUBLIC PAR DÉCRET IMPÉRIAL DU 4 AOUT 1860.

TARIF

du prix de l'eau en bouteilles et en caisses, ainsi que du transport par voie de fer depuis l'établissement des bains jusqu'à la gare de destination.

TARIF DU PRIX DE L'EAU
livrée à l'établissement.

Caisse de 50 bouteilles . . **30** fr. (environ 100 kilos).

Caisse de 25 bouteilles . . **15** » (environ 50 kilos).

Il doit être ajouté au prix du transport 30 c., dont 10 c. pour enregistrement et 20 c. pour timbre du récépissé formé par la gare d'expédition de La Ferté-Bourbonne ou de Charmes, et qui suit l'envoi pour servir de lettre de voiture, jusqu'au destinataire. Les 20 c. de l'avis d'expédition au destinataire sont à la charge de celui-ci.

Adresser les demandes d'eau de la source du **Pavillon :**

à *M. Mermet*, directeur de l'établissement, à CONTREXÉVILLE (Vosges),

ou bien

au dépôt principal, rue de la *Michodière*, 23, à PARIS, siége de l'administration.

Observation essentielle. Le tarif du transport de ses eaux n'est publié par la Société de CONTREXÉVILLE qu'à titre de simple renseignement. Dans le cas de différence en plus dans les taxes qu'il indique, c'est aux chemins de fer et non à la Société que le destinataire pourra réclamer justification de la régularité de la perception.

TARIF du prix de transport, depuis la source jusqu'à la gare destinataire,
y compris le parcours de terre de CONTREXÉVILLE au chemin de fer.

(Pour le prix de l'eau voir page 23.)

FRANCE.

RÉSEAU DES CHEMINS DE FER DE L'EST

DESTINATIONS.	DÉPARTEMENTS.	STATION D'EXPÉDITION. de la Cie de l'Est.	DISTANCES en kilomètres.	PRIX du TRANS-PORT. 50 bout. 100 kil.	RETOUR d'argent (1).	TOTAL.	Délais (jours francs).
				fr. c.	fr. c.	fr. c.	
Aï	Marne . . .	La Ferté-B.	285	4 80	1 70	6 50	7
Aillevillers – Pl.	Haute-Saône.	Id.	115	3 65	1 35	5 —	6
Altkirch	Haut-Rhin .	Id.	199	4 35	1 45	5 80	6
Amagne	Ardennes . .	Id.	352	5 25	1 85	7 10	8
Arches	Vosges . . .	Charmes.	90	3 45	1 35	4 80	6
Ars-sur-Moselle	Moselle . . .	Id.	149	3 95	1 35	5 30	6
Audun-le-Rom.	Id.	Id.	207	4 40	1 35	5 75	7
Autet	Haute-Saône.	La Ferté-B.	133	3 80	1 35	5 15	6
Avenay	Marne . . .	Id.	289	4 90	1 70	6 60	7
Avricourt . . .	Meurthe . .	Charmes.	111	3 60	1 35	4 95	6
Azerailles . . .	Id.	Id.	105	3 60	1 35	4 95	6
Azoudange-M. .	Id.	Id.	122	3 70	1 35	5 05	6
Baccarat. . . .	Id.	Id.	111	3 60	1 35	4 95	6
Bains	Vosges . . .	Id.	107	3 60	1 35	4 95	6
Bâle	Suisse. . .	La Ferté-B.	248	4 70	1 60	6 30	7
Barberey . . .	Aube . . .	Id.	219	4 50	1 50	6 —	7
Bar-le-Duc .	Meuse. . . .	Charmes.	200	4 35	1 50	5 85	6
Barr	Bas-Rhin . .	Id.	335	5 15	1 80	6 95	7
Bar-sur-Aube .	Aube	La Ferté-B.	160	4 —	1 35	5 35	6
Bar-sur-Seine .	Id.	Id.	239	4 65	1 55	6 20	7
Bartenheim . .	Haut-Rhin .	Id.	236	4 60	1 55	6 15	7
Bas-Evette. . .	Id.	Id.	161	4 —	1 35	5 35	6
Bayon	Meurthe. . .	Charmes.	63	3 25	1 35	4 60	6
Bazancourt . .	Marne . . .	La Ferté-B.	322	5 05	1 80	6 85	7
Bazeilles. . . .	Ardennes . .	Charmes.	295	4 85	1 70	6 55	7
Belfort.	Haut-Rhin. .	La Ferté-B.	168	4 10	1 40	5 50	6
Benfeld	Bas-Rhin . .	Charmes.	211	4 50	1 50	6 —	7
Bennwihr – Mit.	Haut-Rhin. .	Id.	238	4 65	1 55	6 20	7
Bischwiller . .	Bas-Rhin . .	Id.	208	4 40	1 50	5 90	7
Bitschw.-Thann	Haut-Rhin. .	La Ferté-B.	224	4 55	1 55	6 10	7
Blainville-la-G.	Meurthe. . .	Charmes.	78	3 35	1 35	4 70	6
Blesme – Hauss.	Marne . . .	La Ferté-B.	208	4 40	1 50	5 90	7
Bollwiller . . .	Haut-Rhin. .	Id.	221	4 60	1 55	6 15	7

(1) NOTA. La taxe du retour d'argent est indiquée en sus de celle du transport, la vente se faisant au comptant, et par suite, chaque envoi s'effectuant contre remboursement. Mais le destinataire peut s'affranchir de ces frais toutes les fois qu'à sa demande d'un envoi, il en joindra le montant en une valeur payable à présentation sur Paris, Lyon, Dijon, Strasbourg, Nancy, Metz, Epinal, Mirecourt, ou toute autre ville voisine de Contrexéville. Dans ce cas, ajouter 40 c. pour ports de lettre supplémentaires.

Pour les dépôts, ainsi que pour les maisons qui feront des demandes fréquentes, il pourra y avoir un compte courant, mais s'il y a eu entente préalable avec l'administration.

DESTINATIONS.	DÉPARTEMENTS.	STATION D'EXPÉDITION de la Cie de l'Est.	DISTANCES en kilomètres.	PRIX du TRANS-PORT. 50 bout. 100 kil.		RETOUR d'ar-gent (1).		TOTAL.		Délais (jours francs).
				fr.	c.	fr.	c.	fr.	c.	
Bologne	Marne. . . .	La Ferté-B.	132	3	80	1	35	5	15	6
Bondy.	Seine. . . .	Id.	372	5	25	1	90	7	15	8
Boulzicourt . .	Ardennes . .	Charmes.	326	5	05	1	80	6	85	8
Braisne	Aisne . . .	La Ferté-B.	347	5	35	1	85	7	20	8
Braux	Ardennes . .	Charmes.	337	5	15	1	80	6	95	8
Bricon.	Haute-Marne	La Ferté-B.	131	3	90	1	35	5	25	6
Brumath. . . .	Bas-Rhin . .	Charmes.	187	4	25	1	45	5	70	6
Carignan . . .	Ardennes . .	Id.	279	4	75	1	65	6	40	7
Cernay	Haut-Rhin. .	La Ferté-B.	220	4	50	1	50	6	—	7
Chalindray. . .	Haute-Marne	Id.	73	3	30	1	35	4	65	6
Chalmaison . .	Seine-et-Mar.	Id.	288	4	90	1	70	6	60	7
Chalons-s/M.	Marne. . . .	Id.	253	4	75	1	60	6	35	7
Champagney. .	Haute-Saône	Id.	152	3	95	1	35	5	30	6
Champlitte. . .	Id.	Id.	97	3	50	1	35	4	85	6
Changis . . .	Seine-et-Mar.	Id.	367	5	25	1	90	7	15	8
Charmes. . . .	Vosges . . .	Mirecourt.	52	3	—	1	10	4	10	4
Charmoy-Fayl-Bil.	Haute-Marne	La Ferté-B.	58	3	20	1	35	4	55	6
Château-Thierry	Aisne	Id.	330	5	10	1	80	6	90	8
Chatel-Nomexy.	Vosges . . .	Charmes.	63	3	25	1	35	4	60	6
Chatenay . . .	Seine-et-Mar.	La Ferté-B.	301	4	90	1	75	6	65	7
Chatillon-P-à-B.	Marne. . . .	Id.	299	4	90	1	70	6	60	7
Chaumont . . .	Haute-Marne	Id.	118	3	70	1	35	5	05	6
Chauvency. . .	Meuse. . . .	Charmes.	258	4	75	1	60	6	35	7
Chelles	Seine-et-Mar.	La Ferté-B.	380	5	25	1	95	7	20	8
Chevillon . . .	Haute-Marne	Id.	171	4	10	1	40	5	50	6
Chèvremont . .	Haut-Rhin. .	Id.	173	4	10	1	40	5	50	6
Clairvaux . . .	Aube	Id.	147	3	90	1	35	5	25	6
Clerey.	Aube	Id.	221	4	50	1	50	6	—	7
Cocheren . . .	Moselle . . .	Charmes.	219	4	50	1	50	0	—	7
Colmar. . . .	Haut-Rhin .	Id.	244	4	70	1	60	6	30	7
Colombier . . .	Haute-Saône	La Ferté-B.	113	3	65	1	35	5	—	6
Commercy . . .	Meuse. . . .	Charmes.	159	4	—	1	35	5	35	6
Conflancs . . .	Haute-Saône	La Ferté-B.	102	3	55	1	35	4	90	6
Cons-la-Granv.	Moselle . . .	Charmes.	242	4	65	1	60	6	25	7
Coucy-les-Epp.	Aisne	La Ferté-B.	347	5	20	1	85	7	05	8
Coulommiers .	Seine-et-Mar.	Id.	375	5	25	1	90	7	15	8
Courcelles . . .	Moselle . . .	Charmes.	168	4	10	1	40	5	50	6
Courtenot-Lenc.	Aube	La Ferté-B.	232	4	60	1	55	6	15	7
Creveney . . .	Haute-Saône.	Id.	119	3	70	1	35	5	05	6
Damery-Bours.	Marne. . . .	Id.	290	4	80	1	70	6	50	7
Dannemarie . .	Haut-Rhin .	Id.	190	4	25	1	45	5	70	6
Dettwiller . . .	Bas-Rhin . .	Charmes.	168	4	10	1	40	5	50	6
Dev.-les-Ponts.	Moselle . . .	Id.	160	4	—	1	35	5	35	6
Deville.	Ardennes . .	Id.	343	5	20	1	85	7	05	8

(1) Voir la note au bas de la page 25.

DESTINATIONS.	DÉPARTEMENTS.	STATION D'EXPÉDITION. de la Cⁱᵉ de l'Est.	DISTANCES en kilomètres.	PRIX du TRANS- PORT. 50 bout. 100 kil.	RETOUR d'ar- gent (1).	TOTAL.	Délais (jours francs).
				fr. c.	fr. c.	fr. c.	
Dieulouard . .	Meurthe. . .	Charmes.	122	3 70	1 35	5 05	6
Dieuze.	Id. . . .	Id.	137	3 80	1 35	5 15	6
Donchery . . .	Ardennes . .	Id.	306	4 95	1 75	6 70	7
Donjeux	Haute-Marne	La Ferté-B.	152	3 95	1 35	5 30	6
Dormans . . .	Marne. . . .	Id.	308	4 95	1 75	6 70	7
Dornach	Haut-Rhin. .	Id.	217	4 45	1 50	5 95	7
Douxnoux . . .	Vosges . . .	Charmes.	89	3 45	1 35	4 80	6
Douzy	Ardennes . .	Id.	292	4 85	1 70	6 55	7
Ebange	Moselle . . .	Id.	183	4 20	1 40	5 60	6
Ebersheim. . .	Bas-Rhin . .	Id.	221	4 50	1 55	6 05	7
Eguisheim. . .	Haut-Rhin. .	Id.	244	4 70	1 60	6 30	7
Einvaux	Meurthe. . .	Id.	60	3 20	1 35	4 55	6
Emberménil . .	Id.	Id.	93	3 60	1 35	4 95	6
Emérainville-P.	Seine-et-Mar.	La Ferté-B.	353	5 25	1 85	7 10	8
Epernay . . .	Marne. . .	Id.	75	3 55	1 70	5 25	7
Epinal	Vosges . . .	Charmes.	78	3 55	1 35	4 90	6
Erstein	Bas-Rhin . .	Id.	221	4 50	1 55	6 05	7
Esbly	Seine-et-Mar.	La Ferté-B.	389	5 25	1 95	7 20	8
Etival	Vosges . . .	Charmes.	124	3 75	1 35	5 10	6
Eurville	Haute-Marne	La Ferté-B.	188	4 25	1 40	5 65	6
Farmoutiers-P.	Seine-et-Mar.	Id.	368	5 25	1 90	7 15	8
Faulquemont .	Moselle . . .	Charmes.	205	4 40	1 45	5 85	6
Faverney . . .	Haute-Saône	La Ferté-B.	90	3 45	1 35	4 80	6
Fegersheim . .	Bas-Rhin . .	Charmes.	221	4 50	1 50	6 —	7
Fismes	Marne. . . .	La Ferté-B.	335	5 15	1 90	7 05	8
Flamboin . . .	Seine-et-Mar.	Id.	285	4 80	1 70	6 50	7
Fontenoy-s.-M.	Meurthe. . .	Charmes.	125	3 75	1 35	5 10	6
Fontoy.	Moselle . . .	Id.	199	4 35	1 45	5 80	6
Forbach	Id.	Id.	224	4 55	1 55	6 10	7
Fouchères-V. .	Aube	La Ferté-B.	356	5 25	1 55	6 80	7
Foug	Meurthe. . .	Charmes.	141	3 85	1 55	5 40	6
Foulain	Haute-Marne	La Ferté-B.	107	3 60	1 35	4 95	6
Fresnes-Sᵗ-M. .	Haute-Saône.	Id.	124	3 75	1 35	5 10	6
Frouard	Meurthe. . .	Charmes.	109	3 60	1 35	4 95	6
Fumey.	Ardennes . .	Id.	362	5 25	1 90	7 15	8
Gagny	Seine-et-Oise	La Ferté-B.	376	5 25	1 90	7 15	8
Geispolsheim .	Bas-Rhin . .	Charmes.	212	4 45	1 50	5 95	7
Genevreuille . .	Haute-Saône.	La Ferté-B.	127	3 75	1 35	5 10	6
Givet	Ardennes . .	Charmes.	385	5 25	1 95	7 20	8
Grandpuits . .	Seine-et-Mar.	La Ferté-B.	315	5 —	1 75	6 75	7
Gray.	Haute-Saône.	Id.	117	3 65	1 35	5 —	6
Gretz-Armainv.	Seine-et-Mar.	Id.	342	5 20	1 85	7 05	8
Guérard	Id.	Id.	364	5 25	1 90	7 15	8
Guignicourt . .	Aisne	Id.	327	5 15	1 80	6 95	7

(1) Voir la note au bas de la page 25.

DESTINATIONS.	DÉPARTEMENTS.	STATION D'EXPÉDITION de la Cie de l'Est.	DISTANCES en kilomètres.	PRIX du TRANS-PORT. 50 bout. 100 kil.	RETOUR d'ar-gent (1).	TOTAL.	Délais (jours francs).
				fr. c.	fr. c.	fr. c.	
Gundershoffen	Bas-Rhin	Charmes.	231	4 60	1 50	6 10	7
Habsheim	Haut-Rhin	La Ferté-B.	223	4 50	1 55	6 05	7
Hagondange	Moselle	Charmes.	174	4 15	1 40	5 55	6
Haguenau	Bas-Rhin	Id.	216	4 45	1 50	5 95	7
Hayange	Moselle	Id.	191	4 25	1 45	5 70	6
Héming	Meurthe	Id.	125	3 75	1 35	5 10	6
Hermé	Seine-et-Mar.	La Ferté-B.	277	4 75	1 70	6 45	7
Herny	Moselle	Charmes.	184	4 20	1 45	5 65	6
Herrlisheim	Haut-Rhin.	La Ferté-B.	254	4 75	1 60	6 35	6
Hettange	Moselle	Charmes.	192	4 25	1 45	5 70	6
Hochfelden	Bas-Rhin	Id.	176	4 15	1 40	5 55	6
Hœrdt	Id.	Id.	198	4 30	1 45	5 75	6
Hoffen	Id.	Id.	236	4 60	1 55	6 15	7
Hombourg	Moselle	Id.	212	4 45	1 50	5 95	7
Hortes	Haute-Marne	La Ferté-B.	63	3 25	1 35	4 60	6
Hunspach	Bas-Rhin	Charmes.	240	4 65	1 55	6 20	7
Illfurth	Haut-Rhin.	La Ferté-B.	206	4 40	1 50	5 90	7
Jalons-les-Vig.	Marne.	Id.	266	4 75	1 65	6 40	7
Jessains	Aube	Id.	170	4 10	1 40	5 50	6
Joinville	Haute-Marne.	Id.	161	4 —	1 35	5 35	6
Jonchery	Marne.	Id.	325	5 10	1 80	6 90	7
Joppécourt	Moselle	Charmes.	214	4 45	1 50	5 95	7
Jussey	Haute-Saône.	La Ferté-B.	71	3 30	1 35	4 65	6
Kehl	Gᵈ-d. de Bade	Charmes.	224	4 55	1 55	6 10	7
Kogenheim	Bas-Rhin	Id.	221	4 50	1 55	6 05	7
La Ferté-Bourb.	Haute-Marne	Bourbonne.	52	3 —	1 10	4 10	4
La Ferté-sous-J.	Seine-et-Mar.	La Ferté-B.	360	5 25	1 90	7 15	8
Lagny-Thorigny	Id.	Id.	390	5 25	1 95	7 20	8
Lamouilly	Meuse.	Charmes.	265	4 75	1 65	6 40	7
Langres	Haute-Marne	La Ferté-B.	83	3 40	1 35	4 75	6
Laon	Aisne.	Id.	358	5 25	1 85	7 10	8
Launois	Ardennes	Charmes.	341	5 20	1 85	7 05	8
La Veuve	Marne.	La Ferté-B.	263	4 75	1 65	6 40	7
Le Chatelet	Id.	Id.	332	5 10	1 80	6 90	8
Lérouville	Meuse.	Charmes.	165	4 05	1 40	5 45	6
Les Ormes	Seine-et-Mar.	La Ferté-B.	290	4 80	1 70	6 50	7
Lièpvre	Haut-Rhin.	Charmes.	235	4 60	1 55	6 15	7
Limersheim	Bas-Rhin	Id.	218	4 50	1 50	6 —	7
Liverdun	Meurthe.	Id.	116	3 65	1 35	4 —	6
Loisy	Marne.	La F.-B.-B.	226	4 55	1 55	6 10	7
Loivre	Id.	Id.	317	5 —	1 75	6 75	7
Longeville	Meuse.	Charmes.	195	4 30	1 45	5 75	6
Longueville	Seine-et-Mar.	La Ferté-B.	292	4 85	1 70	6 55	7
Longuyon	Moselle	Charmes.	232	4 60	1 55	6 15	7

(1) Voir la note au bas de la page 25

DESTINATIONS.	DÉPARTEMENTS.	STATION D'EXPÉDITION de la Cie de l'Est.	DISTANCES en kilomètres.	PRIX du TRANS-PORT. 50 bout. 100 kil.	RETOUR d'ar-gent. (1).	TOTAL.	Délais (jours francs).
				fr. c.	fr. c.	fr. c.	
Longwy	Moselle . . .	Charmes.	248	4 70	1 60	6 30	7
Loxéville . . .	Meuse. . . .	Id.	178	4 15	1 40	5 55	6
Lunéville. .	Meurthe. . .	Id.	87	3 45	1 35	4 80	6
Lure.	Haute-Saône.	La Ferté-B.	136	3 80	1 35	5 15	6
Lusigny	Aube	Id.	198	4 30	1 45	5 75	6
Lutterbach. . .	Haut-Rhin. .	Id.	220	4 50	1 50	6 —	7
Lützelbourg-P.	Meurthe. . .	Charmes.	150	3 95	1 35	5 30	6
Maatz	Haute-Marne	La Ferté-B.	85	3 40	1 35	4 75	6
Maison-Rouge.	Seine-et-Mar.	Id.	296	4 85	1 75	6 60	7
Maisons-Bl.-V.	Aube	Id.	211	4 40	1 50	5 90	7
Maizières . . .	Moselle . . .	Charmes.	169	4 10	1 40	5 50	6
Marainvillers .	Meurthe. . .	Id.	95	3 50	1 35	4 85	6
Maranville. . .	Haute-Marne	La Ferté-B.	137	3 85	1 35	5 20	6
Marbache . . .	Meurthe. . .	Charmes.	115	3 65	1 35	5 —	6
Margut	Ardennes . .	Id.	271	4 75	1 65	6 40	7
Marienthal. . .	Bas-Rhin . .	Id.	211	4 40	1 50	5 90	7
Marles-la-Hous.	Seine-et-Mar.	La Ferté-B.	348	5 20	1 85	7 05	8
Matzenheim . .	Bas-Rhin . .	Charmes.	221	4 50	1 55	6 05	7
Meaux	Seine-et-Mar.	La Ferté-B.	381	5 25	1 95	7 20	8
Melz.	Id.	Id.	276	4 75	1 65	6 40	7
Mertzwiller . .	Bas-Rhin . .	Charmes.	226	4 55	1 55	6 10	7
Merxheim . . .	Haut-Rhin. .	La Ferté-B.	238	4 65	1 55	6 20	7
Mesgrigny. . .	Aube	Id.	240	4 65	1 55	6 20	7
Metz	Moselle . . .	Charmes.	158	4 20	1 35	5 55	6
Mézières-Ch. .	Ardennes . .	Id.	322	5 05	1 65	6 70	8
Mézy	Aisne	La Ferté-B.	322	5 05	1 75	6 80	7
Mohon.	Ardennes . .	Charmes.	320	5 —	1 75	6 75	8
Molsheim . . .	Bas-Rhin . .	Id.	222	4 50	1 55	6 05	7
Mommenheim .	Id.	Id.	181	4 20	1 45	5 65	6
Montereau. . .	Seine-et-Mar.	La Ferté-B.	314	5 —	1 75	6 75	7
Monthermé . .	Ardennes . .	Charmes.	339	5 15	1 80	6 95	8
Monthureux . .	Haute-Saône.	La Ferté-B.	78	3 35	1 35	4 70	6
Montiéramey .	Aube	Id.	192	4 25	1 45	5 70	6
Mont-le-Vernois	Haute-Saône.	Id.	102	3 60	1 35	4 95	6
Montmédy. . .	Meuse. . . .	Charmes.	252	4 75	1 60	6 35	7
Montreux-Vieux	Haut-Rhin. .	La Ferté-B.	182	4 20	1 45	5 65	6
Mormant . . .	Seine-et-Mar.	Id.	322	5 10	1 80	6 90	7
Mortcerf. . . .	Id.	Id.	359	5 25	1 85	7 10	8
Mourmelon-l.-P.	Marne. . . .	Id.	279	4 75	1 65	6 40	7
Mouroux. . . .	Seine-et-Mar.	Id.	372	5 25	1 90	7 15	8
Muizon	Marne. . . .	Id.	317	5 —	1 75	6 75	7
Mulhouse . .	Haut-Rhin. .	Id.	216	4 45	1 50	5 95	7
Mussey	Meuse. . . .	Charmes.	208	4 40	1 50	5 90	7
Mutzig.	Bas-Rhin . .	Id.	222	4 50	1 55	6 05	7

(1) Voir la note au bas de la page 25.

DESTINATIONS.	DÉPARTEMENTS.	STATION D'EXPÉDITION de la Cie de l'Est.	DISTANCES en kilomètres.	PRIX du TRANSPORT. 50 bout. 100 kil.	RETOUR d'argent (1).	TOTAL.	Délais (jours francs).
				fr. c.	fr. c.	fr. c.	
Nançois-le-Petit	Meuse. . . .	Charmes.	188	4 25	1 45	5 70	6
Nancy	Meurthe. . .	Id.	101	3 55	1 35	4 90	6
Nangis.	Seine-et-Mar.	La Ferté-B.	311	4 95	1 75	6 70	7
Nauteuil-Saacy.	Id.	Id.	351	5 25	1 85	7 10	8
Niederbronn . .	Bas-Rhin . .	Charmes.	236	4 60	1 55	6 15	7
Nogent-l'Artaud	Aisne	La Ferté-B.	331	5 20	1 85	7 05	8
Nogent-sur-M.	Seine	Id.	364	5 25	1 90	7 15	8
Nogent-sur-S.	Aube	Id.	260	4 75	1 65	6 40	7
Noidans-le-Fer.	Haute-Saône.	Id.	116	3 65	1 35	5 —	6
Noisy-le-Sec. .	Seine	Id.	371	5 25	1 90	7 15	8
Nouvion-sur-M.	Ardennes . .	Charmes.	301	4 95	1 75	6 70	7
Nouzon	Id.	Id.	329	5 10	1 80	6 90	8
Novéant	Moselle . . .	Id.	144	3 90	1 35	5 25	6
Obernai	Bas-Rhin . .	Id.	222	4 50	1 55	6 05	7
Oiry-Avize. . .	Marne. . . .	La Ferté-B.	277	4 75	1 75	6 50	7
Ostheim	Haut-Rhin. .	Charmes.	234	4 60	1 55	6 15	7
Oyrières. . . .	Haute-Saône	La Ferté-B.	107	3 60	1 35	4 95	6
Ozouer-la-Ferr.	Seine-et-Mar.	Id.	348	5 20	1 85	7 05	8
Ouzouer-le-V. .	Id.	Id.	332	5 10	1 80	6 90	8
Pagny-sur-Mos.	Meurthe. . .	Charmes.	138	3 85	1 35	5 20	6
Pargny	Marne. . . .	La Ferté-B.	215	4 45	1 50	5 95	7
Paris (Villette)	Seine	Id.	379	5 25	1 90	7 15	8
Paris (Pantin) .	Id.	Id.	376	5 25	1 90	7 15	8
Payns	Aube	Id.	226	4 55	1 55	6 10	7
Peltre	Moselle . . .	Charmes.	164	4 —	1 35	5 35	6
Pierrepont. . .	Id.	Id.	223	4 50	1 50	6 —	7
Poix-Terron . .	Ardennes . .	Id.	333	5 10	1 80	6 90	8
Pont-à-Mousson	Meurthe. . .	Id.	129	3 75	1 35	5 10	6
Pont-sur-Seine .	Aube	La Ferté-B.	261	4 75	1 65	6 40	7
Port-d'Atelier .	Haute-Saône.	Id.	85	3 40	1 35	4 75	6
Port-sur-Saône.	Id.	Id.	94	3 50	1 35	4 85	6
Pourru-Brévilly	Ardennes . .	Charmes.	288	4 80	1 70	6 50	7
Pouxeux-Eloges	Vosges . . .	Id.	94	3 50	1 35	4 85	6
Provins	Seine-et-Mar.	La Ferté-B.	296	4 35	1 65	6 —	7
Raincy-Villem.	Seine-et-Oise	Id.	375	5 25	1 90	7 15	8
Raon-l'Étape .	Vosges . . .	Charmes.	120	3 70	1 35	5 05	6
Réchicourt-le-C.	Meurthe. . .	Id.	115	3 65	1 35	5 —	6
Reichshoffen. .	Bas-Rhin . .	Id.	234	4 60	1 50	6 10	7
Reims	Marne. . . .	La Ferté-B.	312	4 95	1 75	6 70	7
Remilly	Moselle . . .	Charmes.	177	3 15	1 40	4 55	6
Remiremont . .	Vosges . . .	Id.	105	3 60	1 35	4 95	6
Rethel.	Ardennes . .	La Ferté-B.	344	5 20	1 85	7 05	8
Revigny	Meuse. . . .	Charmes.	215	3 95	1 50	5 45	7
Revin	Ardennes . .	Id.	355	5 25	1 85	7 10	8

(1) Voir la note au bas de la page 25.

DESTINATIONS.	DÉPARTEMENTS.	STATION D'EXPÉDITION de la Cie de l'Est.	DISTANCES en kilomètres.	PRIX du TRANSPORT. 50 bont. 100 kil.	RETOUR d'argent (1).	TOTAL.	Délais (jours francs)
				fr. c.	fr. c.	fr. c.	
Ribeauvillé . .	Haut-Rhin . .	Charmes.	231	4 60	1 55	6 15	7
Rilly-la-Mont. .	Marne	La Ferté-B.	301	4 90	1 75	6 65	7
Rixheim	Haut-Rhin . .	Id.	221	4 50	1 55	6 05	7
Rolampont . .	Haute-Marne	Id.	94	3 50	1 35	4 85	6
Romilly . . .	Aube	Id.	252	4 75	1 60	6 35	7
Ronchamp. . .	Haute-Saône	Id.	146	3 90	1 35	5 25	6
Rosheim. . . .	Bas-Rhin . .	Charmes.	222	4 50	1 55	6 05	7
Rosières-aux-S.	Meurthe. . .	Id.	83	3 40	1 35	4 75	6
Rosny-sur-Bois .	Seine	La Ferté-B.	368	5 25	1 90	7 15	8
Rouffach. . . .	Haut-Rhin .	Id.	243	4 70	1 60	6 30	7
Rouilly-St-Loup	Aube	Id.	205	4 40	1 50	5 90	7
Saint-Amarin .	Haut-Rhin . .	Id.	230	4 60	1 55	6 15	7
Saint-Avold .	Moselle	Charmes.	205	4 40	1 50	5 90	7
Saint-Clément .	Meurthe. . .	Id.	98	3 50	1 35	4 85	6
Ste-Croix-aux-M.	Haut-Rhin . .	Id.	239	4 65	1 55	6 20	7
Saint-Dié . . .	Vosges . . .	Id.	124	3 75	1 35	5 10	6
Saint-Dizier . .	Haute-Marne	La Ferté-B.	190	4 25	1 45	5 70	6
Saint-Erme . .	Aisne	Id.	340	5 15	1 80	6 95	8
Saint-Hippolyte	Haut-Rhin . .	Charmes.	227	4 55	1 55	6 10	6
Saint-Louis . .	Id.	La Ferté-B.	243	4 70	1 60	6 30	7
St-Loux-Luxeuil	Haute-Saône.	Id.	110	3 60	1 35	4 95	6
Ste-Marie-a/M	Haut-Rhin . .	Charmes.	242	4 65	1 60	6 25	7
Saint-Mesmin .	Aube	La Ferté-B.	233	4 60	1 55	6 15	7
Saint-Michel . .	Vosges . . .	Charmes.	124	3 75	1 35	5 10	6
St-Parres-lès-V.	Aube	La Ferté-B.	225	4 55	1 50	6 05	7
Sarrebourg. . .	Meurthe. . .	Charmes.	133	3 80	1 35	5 15	6
Saulce-Monclin	Ardennes . .	Id.	349	5 25	1 85	7 10	8
Saverne	Bas-Rhin . .	Id.	160	4 —	1 35	5 35	6
Schlestadt . . .	Id.	Id.	221	4 50	1 55	6 05	7
Sédan	Ardennes . .	Id.	302	4 90	1 75	6 65	7
Sermaize . . .	Marne. . . .	La Ferté-B.	221	4 50	1 55	6 05	7
Sermoize-Ciry .	Aisne	Id.	352	5 25	1 95	7 20	8
Seveux	Haute-Saône.	Id.	133	3 80	1 35	5 15	6
Sierentz	Haut-Rhin . .	Id.	232	4 60	1 55	6 15	7
Sillery.	Marne. . . .	Id.	295	4 85	1 70	6 55	7
Soissons	Aisne	Id.	359	5 25	1 90	7 15	8
Sorcy	Meuse. . . .	Charmes.	151	3 95	1 35	5 30	6
Soultz-s.-Forêts	Bas-Rhin . .	Id.	232	4 60	1 55	6 15	7
Steinbourg . .	Id.	Id.	164	4 05	1 40	5 45	6
Strasbourg. .	Id.	Id.	204	4 35	1 50	5 85	7
Styring-Wendel	Moselle . . .	Id.	227	4 55	1 55	6 10	7
Thann.	Haut-Rhin . .	La Ferté-B.	224	4 55	1 50	6 05	7
Thionville . . .	Moselle . . .	Charmes.	185	4 25	1 45	5 70	6
Toul.	Meurthe. . .	Id.	134	3 80	1 35	5 15	6

(1) Voir la note au bas de la page 25.

DESTINATIONS.	DÉPARTEMENTS.	STATION D'EXPÉDITION. de la Cie de l'Est.	DISTANCES en kilomètres.	PRIX du TRANS-PORT. 50 bout. 100 kil.	RETOUR d'ar-gent (1).	TOTAL.	Délais (jours francs).
				fr. c.	fr. c.	fr. c.	
Tournon. . . .	Seine-et-Mar.	La Ferté-B.	344	5 20	1 85	7 05	8
Trilport	Id.	Id.	375	5 25	1 90	7 15	8
Troyes	Aube	Id.	214	4 45	1 50	5 95	7
Ukange	Moselle . . .	Charmes.	179	4 15	1 40	5 55	6
Vaivre.	Haute-Saône.	La Ferté-B.	102	3 55	1 35	4 90	6
Varangéville-St-Nicolas .	Meurthe. . .	Charmes.	88	3 45	1 35	4 80	6
Varennes . . .	Aisne	La Ferté-B.	319	5 —	1 75	6 75	7
Vaucouleurs-P.	Meuse . . .	Charmes.	145	3 90	1 35	5 25	6
Vellexon . . .	Haute-Saône.	La Ferté.-B.	128	3 75	1 35	5 10	6
Vendenheim . .	Bas-Rhin . .	Charmes.	194	4 30	1 45	5 75	6
Vendeuvre. . .	Aube	La Ferté-B.	181	4 20	1 45	5 65	7
Vereux	Haute-Saône.	Id.	127	3 75	1 35	5 10	6
Verneuil - Ch. .	Seine-et-Mar.	Id.	328	5 10	1 80	6 90	8
Vesoul.	Haute-Saône.	Id.	106	3 60	1 35	4 95	6
Vezin	Moselle . . .	Charmes.	240	4 65	1 60	6 25	7
Vignory	Haute-Marne	La Ferté-B.	140	3 85	1 35	5 20	6
Villepatour – C.	Seine-et-Mar.	Id.	336	5 15	1 80	6 95	8
Villiers	Seine-et-Oise	Id.	359	5 25	1 85	7 10	8
Vimpelles . . .	Seine-et-Mar.	Id.	294	4 85	1 70	6 55	7
Vireux.	Ardennes . .	Charmes.	375	5 25	1 90	7 15	8
Vitrey	Haute-Marne	La Ferté-B.	61	3 25	1 35	4 60	6
Vitry-la-Ville .	Marne. . . .	Id.	237	4 65	1 55	6 20	7
Vitry-le-Franç.	Id.	Id.	220	4 50	1 50	6 —	7
Walbourg . . .	Bas-Rhin . .	Charmes.	224	4 55	1 50	6 05	7
Wasselonne . .	Id.	Id.	222	4 50	1 55	6 05	7
Wesserling . .	Haut-Rhin. .	La Ferté-B.	233	4 60	1 55	6 15	7
Willer	Id.	Id.	226	4 55	1 55	6 10	7
Wissembourg .	Bas-Rhin .	Charmes.	249	4 75	1 60	6 35	7
Witry-lès-Reims	Marne. . . .	La Ferté-B.	309	4 95	1 75	6 70	8
Wittelsheim . .	Haut-Rhin. .	Id.	231	4 60	1 55	6 15	7
Xertigny . . .	Vosges . . .	Charmes.	97	3 50	1 35	4 85	6

(1) Voir la note au bas de la page 25.

RÉSEAU DU CHEMIN DE FER DU NORD

(pour le prix de l'eau voir page 23).

DESTINATIONS.	DÉPARTEMENTS.	STATION D'EXPÉDITION. de la Cⁱᵉ de l'Est.	DISTANCES en kilomètres.	PRIX du TRANS-PORT. 50 bout. 100 kil.		RETOUR d'ar-gent (1).		TOTAL.		Délais (jours francs).
				fr.	c.	fr.	c.	fr.	c.	
Abbeville . . .	Somme . . .	La F.-Laon.	505	7	35	2	45	9	80	10
Achiet.	Pas-de-Calais	Id.	501	7	30	2	30	9	60	10
Ailly-sur-Noye .	Somme . . .	La F.-Paris.	492	6	95	2	50	9	45	12
Ailly-s.-Somme.	Id.	La F.-Laon.	471	6	90	2	35	9	25	10
Aire	Pas-de-Calais	Id.	565	8	20	2	35	10	55	11
Albert	Somme . . .	Id.	501	7	30	2	35	9	65	10
Amiens . . .	Id.	Id.	467	6	85	2	30	9	25	10
Ardres. . . .	Pas-de-Calais	Id.	582	8	35	2	50	10	85	11
Argenteuil. . .	Seine-et-Oise	La F.-Paris.	399	5	65	2	45	8	10	12
Armentières. .	Nord	La F.-Laon.	550	8	—	2	35	10	35	11
Arneke . . .	Id.	Id.	593	8	35	2	45	10	80	11
Arras . . .	Pas-de-Calais	Id.	501	7	30	2	25	9	55	10
Audruicq . .	Id. . . .	Id.	582	8	35	2	50	10	85	11
Aulnoye . . .	Nord	Id.	472	6	90	2	15	9	05	10
Auvers. . . .	Seine-et-Oise	La F.-Paris.	414	5	85	2	45	8	30	12
Bailleul . . .	Nord	La F.-Laon.	562	8	15	2	35	10	50	11
Beaumont . .	Seine-et-Oise	La F.-Paris.	427	5	95	2	45	8	40	12
Beauvais . .	Oise. . . .	Id.	468	6	60	2	45	9	05	12
Bergues . . .	Nord	La F.-Laon.	609	8	35	2	50	10	85	11
Bertry	Id.	Id.	442	6	45	2	10	8	55	10
Berzy	Aisne	L. F.-Soissons	369	5	40	2	15	7	55	10
Béthune	Pas-de-Calais	La F.-Laon.	546	7	95	2	30	10	25	11
Billy-Montigny.	Id.	Id.	521	7	60	2	25	9	85	11
Blanc-Misseron.	Nord	Id.	519	7	55	2	25	9	80	11
Bohain	Aisne	Id.	430	6	30	2	10	8	40	10
Boran	Oise.	La F.-Paris.	434	5	05	2	45	7	50	12
Bouchain . . .	Nord	La F.-Laon.	476	6	95	2	15	9	10	10
Boulogne-s/M	Pas-de-Calais	Id.	584	8	40	2	65	11	05	11
Bourget-Drancy	Seine	La F.-Paris.	390	5	55	2	45	8	—	12
Boves	Somme . . .	Id.	503	7	10	2	50	9	60	12
Breteuil	Oise. . . .	Id.	476	6	70	2	45	9	15	12
Bully-Grenay. .	Pas-de-Calais	La F.-Laon.	535	7	75	2	30	10	05	11
Busigny . . .	Nord	Id.	436	6	40	2	10	8	50	10
Calais . . .	Pas-de-Calais	Id.	582	8	35	2	55	10	90	11
Cambrai	Nord . . . ,	Id.	462	6	75	2	10	8	85	10
Carvin	Pas-de-Calais	Id.	516	7	50	2	25	9	75	11
Cassel	Nord	Id.	586	8	35	2	40	10	75	11
Cateau (le) . .	Id.	Id.	445	6	50	2	10	8	60	10
Cattenières . .	Id.	Id.	452	6	60	2	10	8	70	10
Caudry	Id.	Id.	446	6	55	2	10	8	65	10

(1) Voir la note au bas de la page 25.

DESTINATIONS.	DÉPARTEMENTS.	STATION D'EXPÉDITION. de la Cie de l'Est.	DISTANCES en kilomètres.	PRIX du TRANSPORT. 50 bout. 100 kil.	RETOUR d'argent (1).	TOTAL.	Délais (jours francs).
				fr. c.	fr. c.	fr. c.	
Chantilly . . .	Oise.	La F.-Paris.	422	5 95	2 45	8 40	12
Chauny	Aisne	Id.	393	5 80	2 10	7 90	10
Chocques . . .	Pas-de-Calais	Id.	552	8 —	2 35	10 35	11
Cirès-les-Mello.	Oise.	Id.	540	6 20	2 45	8 65	12
Clermont . . .	Id.	Id.	446	6 30	2 45	8 75	12
Compiègne .	Id.	La F.-Laon.	433	6 35	2 10	8 45	10
Corbie.	Somme . . .	Id.	478	7 —	2 35	9 35	10
Creil.	Oise.	La F.-Paris.	431	6 10	2 45	8 55	12
Crépy-Couvron.	Aisne	La F.-Laon.	368	5 45	2 10	7 55	10
Crépy en Valois.	Oise.	L. F.-Soissons	407	5 90	2 15	8 05	10
Dammartin-Jui.	Seine-et-Mar.	La F.-Paris.	415	5 85	2 45	8 30	12
Douai	Nord	La F.-Laon.	502	7 30	2 20	9 50	10
Dunkerque .	Id.	Id.	617	8 35	2 50	10 85	11
Enghien. . . .	Seine-et-Oise	La F.-Paris.	392	5 55	2 45	8 —	12
Ermont	Id.	Id.	398	5 60	2 45	8 05	12
Erquelines .	Front. belge.	La F.-Laon.	496	7 25	2 20	9 45	10
Esquelbecq . .	Nord	Id.	600	8 35	2 45	10 80	11
Essigny-le-Petit	Id.	Id.	418	6 15	2 10	8 25	10
Étaples	Pas-de-Calais	Id.	556	8 05	2 55	10 60	11
Farbus-Vimy. .	Id.	Id.	527	7 65	2 30	9 95	11
Feignies	Nord	Id.	486	7 10	2 15	9 25	10
Fère (la)	Aisne	Id.	381	5 60	2 10	7 70	10
Forest (le) . . .	Nord	Id.	509	7 40	2 25	9 65	11
Fresnoy-le-Gd .	Aisne	Id.	426	6 25	2 10	8 35	10
Gouin	Seine	La F.-Paris.	388	5 55	2 45	8 —	12
Goussainville .	Seine-et-Oise	Id.	400	5 65	2 45	8 10	12
Hangest	Somme . . .	La F.-Laon.	482	7 05	2 40	9 45	10
Hautmont . . .	Nord	Id.	480	7 —	2 15	9 15	10
Hazebrouck . .	Id.	Id.	570	8 30	2 40	10 70	11
Henin-Liétard .	Pas-de-Calais	Id.	518	7 55	2 25	9 80	11
Herblay	Seine-et-Oise	La F.-Paris.	401	5 65	2 45	8 10	12
Hermes-Berthe.	Oise.	Id.	454	6 40	2 45	8 85	12
Isle-Adam . . .	Seine-et-Oise	Id.	420	5 95	2 45	8 40	12
Iwuy	Nord	La F.-Laon.	470	6 85	2 15	9 —	10
Jeumont. . . .	Id.	Id.	494	7 20	2 20	9 40	10
Landrecies . .	Id.	Id.	457	6 70	2 10	8 80	10
Laon	Aisne	La Ferté-B.	358	5 25	1 85	7 10	8
Lens.	Belgique . .	La F.-Laon.	527	7 65	2 30	9 95	11
Liancourt . . .	Oise.	La F.-Paris.	439	6 20	2 45	8 65	12
Lille	Nord	La F.-Laon.	535	7 75	2 30	10 05	11
Lillers.	Pas-de-Calais	Id.	559	8 10	2 35	10 45	11
Longpont . . .	Aisne	L. F.-Soissons	378	5 50	2 25	7 75	10
Longpré	Somme . . .	La F.-Laon.	489	7 15	2 40	9 55	10
Lourches . . .	Nord	Id.	479	7 —	2 15	9 15	10

(1) Voir la note au bas de la page 25.

DESTINATIONS.	DÉPARTEMENTS.	STATION D'EXPÉDITION de la Cie de l'Est.	DISTANCES en kilomètres.	PRIX du TRANSPORT. 50 bout. 100 kil.	RETOUR d'argent. (1).	TOTAL.	Délais (jours francs).
				fr. c.	fr. c.	fr. c.	
Louvres	Seine-et-Oise	La F.-Paris.	404	5 70	2 45	8 15	12
Luzarches-Surv.	Id.	Id.	411	5 80	2 45	8 25	12
Maubeuge . . .	Nord	La F.-Laon.	484	7 05	2 15	9 20	10
Mitry	Seine-et-Mar.	La F.-Paris.	408	5 75	2 45	8 20	12
Montescourt . .	Aisne . . .	La F.-Laon.	397	5 85	2 10	7 95	10
Montigny . . .	Nord	Id.	496	7 30	2 20	9 50	10
Montreuil -Ver.	Pas-de-Calais	Id.	546	7 95	2 55	10 50	11
Mouscron . .	Front. belge.	Id.	551	8 —	2 35	10 35	11
Mouy-Bury . .	Oise.	La F.-Paris.	457	6 30	2 45	8 75	12
Nanteuil. . . .	Id.	L. F.-Soissons	419	6 10	2 15	8 25	10
Neufchâtel. . .	Pas-de-Calais	La F.-Laon.	570	8 25	2 60	10 85	11
Nœux	Id.	Id.	541	7 85	2 30	10 15	11
Noyelle . . .	Somme . . .	Id.	520	7 55	2 45	10 —	11
Noyon	Oise.	Id.	410	6 —	2 10	8 10	10
Ormoy. . . .	Id.	L. F.-Soissons	412	6 —	2 15	8 15	10
Orry-la-Ville . .	Id.	La F.-Paris.	416	5 85	2 45	8 30	12
Ourscamp . . .	Id.	La F.-Laon.	415	6 10	2 10	8 20	10
Perenchies . .	Nord	Id.	543	7 90	2 30	10 20	11
Picquigny . . .	Somme . . .	Id.	475	6 95	2 35	9 30	10
Pierrefitte-St. .	Seine	La F.-Paris.	391	5 55	2 45	8 —	12
Plessis-Bellev. .	Oise.	Id.	423	6 —	2 45	8 45	12
Pont-de-Briques	Pas-de-Calais	La F.-Laon.	579	8 35	2 60	10 95	11
Pont-de-la-Deule	Id.	Id.	505	7 75	2 25	10 —	10
Pont-S-Maxence	Oise.	La F.-Paris.	443	6 25	2 45	8 65	12
Pontoise. . . .	Seine-et-Oise	Id.	410	5 80	2 45	8 25	12
Pont-Remy . .	Somme . . .	La F.-Laon.	497	7 25	2 40	9 65	10
Quévy	Nord	Id.	490	7 15	2 20	9 35	10
Quiévrain . .	Belgique . .	Id.	521	7 60	2 25	9 85	11
Raismes	Nord	Id.	502	7 30	2 20	9 50	10
Ribécourt . . .	Oise.	Id.	419	6 15	2 10	8 25	10
Rœux	Pas-de-Calais	Id.	516	7 30	2 25	9 55	11
Roubaix . . .	Nord	Id.	543	7 90	2 30	10 20	11
Rue	Somme . . .	Id.	530	7 70	2 50	10 20	11
Saint-Firmin. .	Oise.	La F.-Paris.	428	6 05	2 45	8 50	12
Saint-Just . .	Id.	Id.	460	6 50	2 45	8 95	12
Saint-Leu . . .	Id.	Id.	438	5 10	2 45	7 55	12
Saint-Omer .	Pas-de-Calais	La F.-Laon.	582	8 35	2 45	10 80	11
St-Ouen-l'Aum.	Seine-et-Oise	La F.-Paris.	410	5 80	2 45	8 25	12
St-Pierre-lès-C.	Pas-de-Calais	La F.-Laon.	582	8 35	2 50	10 85	11
Saint-Quentin .	Aisne	Id.	409	6 —	2 10	8 10	10
Saint-Valéry. .	Somme . . .	Id.	496	7 65	2 40	10 05	15
Sannois	Seine-et-Oise	La F.-Paris.	395	5 60	2 45	8 05	12
Seclin	Nord	La F.-Laon.	524	7 60	2 25	9 85	11
Senlis	Oise.	La F.-Paris.	434	6 10	2 45	8 55	12

(1) Voir la note au bas de la page 25.

DESTINATIONS.	DÉPARTEMENTS.	STATION D'EXPÉDITION. de la Cⁱᵉ de l'Est.	DISTANCES en kilomètres.	PRIX du TRANS-PORT, 50 bout. 400 kil.	RETOUR d'ar-gent (1).	TOTAL.	Délais (jours francs).
				fr. c.	fr. c.	fr. c.	
Sevran-Livry. .	Seine-et-Oise	La F.-Paris.	398	5 65	2 45	8 10	12
Soissons . . .	Aisne	La Ferté-B.	353	5 25	1 90	7 15	8
Somain	Nord	La F.-Laon.	487	7 10	2 20	9 30	10
Steenbecque. .	Id.	Id.	574	8 30	2 40	10 70	11
Steenwerck . .	Id.	Id.	558	8 10	2 35	10 45	11
Strazeele . . .	Id.	Id.	570	8 25	2 40	10 65	11
Tergnier. . . .	Aisne	Id.	387	5 70	2 10	7 80	10
Thiennes . . .	Nord	Id.	569	8 20	2 40	10 60	11
Thourotte . . .	Oise.	Id.	424	6 20	2 10	8 30	10
Tourcoing . . .	Nord	Id.	546	7 95	2 30	10 20	11
Valenciennes	Id.	Id.	507	7 40	2 25	9 65	10
Vaumoise . . .	Oise.	L. F.-Soissons	400	5 80	2 15	7 95	10
Verberie. . . .	Id.	La F.-Paris.	452	6 40	2 45	8 85	12
Villers-Cotteret.	Aisne	L. F.-Soissons	390	5 65	2 15	7 80	10
Villiers-le-Bel .	Seine-et-Oise	La F.-Paris.	396	5 60	2 45	8 05	12
Vitry	Pas-de-Calais	La F.-Laon.	509	7 30	2 25	9 55	11
Wallers	Nord	Id.	496	7 25	2 20	9 45	10
Watten	Id.	Id.	582	8 35	2 45	10 80	11

(1) Voir la note au bas de la page 25.

RÉSEAU DU CHEMIN DE FER DE L'OUEST

(pour le prix des eaux voir page 23).

DESTINATIONS.	DÉPARTEMENTS.	STATION D'EXPÉDITION. de la Cie de l'Est.	DISTANCES en kilomètres.	PRIX du TRANSPORT. 50 bout. 100 kil.		RETOUR d'argent (†).		TOTAL.		Délais (jours francs).
				fr.	c.	fr.	c.	fr.	c.	
Airel.	Manche . .	La F.–Paris.	682	9	05	2	95	12	—	13
Alençon . . .	Orne. . . .	Id.	658	8	30	2	85	11	15	13
Almenêches . .	Id. . . .	Id.	654	8	30	2	95	11	25	13
Alvimare. . . .	Seine-Infér .	Id.	573	7	75	2	70	10	40	13
Angers. . . .	Maine-et-L. .	Id.	698	9	35	3	—	12	35	14
Argentan. . . .	Orne. . . .	Id.	643	8	30	2	90	11	20	13
Argenteuil. . .	Seine-et-Oise.	Id.	394	5	60	2	45	8	05	12
Andrieu	Calvados. . .	Id.	643	8	60	2	85	11	45	13
Auffay.	Seine Infér. .	Id.	559	7	60	2	65	10	25	13
Avessac	Loire-Infér. .	Id.	829	10	60	3	25	13	85	15
Avoise.	Sarthe. . . .	Id.	638	8	55	2	80	11	35	13
Bain-Loheac. .	Ille-et-Vilaine	Id.	795	10	35	3	25	13	60	15
Barentin. . . .	Seine-Infér. .	Id.	541	7	35	2	60	9	95	13
Bayeux.	Calvados. . .	Id.	653	8	70	2	90	11	60	13
Beaumont-le-R.	Eure.	Id.	527	7	20	2	55	9	75	12
Belle–Isle–Bég.	Finistère . .	Id.	912	11	35	3	55	14	90	15
Bernay.	Eure	Id.	643	7	40	2	60	10	—	13
Beslé.	Loire-Infér. .	Id.	816	9	60	3	20	12	80	15
Betton	Ille-et-Vilaine	Id.	778	9	75	3	25	13	—	14
Beuzeville . . .	Seine-Infér. .	Id.	586	7	90	2	70	10	60	13
Boisset-Pacy. .	Eure.	Id.	476	6	60	2	45	9	05	12
Bonnemain. . .	Ille-et-Vilaine	Id.	805	10	15	3	30	13	45	15
Bonneville (la).	Eure.	Id.	501	6	90	2	50	9	40	12
Bonnières . . .	Seine-et-Oise	Id.	453	6	30	2	45	8	75	12
Bourg lo Roi . .	Sarthe. . . .	Id.	612	8	30	2	85	11	15	13
Brest.	Finistère . .	Id.	1014	11	85	3	80	15	65	16
Bretoncelles . .	Orne.	Id.	525	7	15	2	55	9	70	12
Bretteville-Nor.	Calvados. . .	Id.	736	8	50	2	85	11	35	13
Breuil-Blangy .	Id.	Id.	585	7	90	2	70	10	60	13
Breval.	Seine-et-Oise.	Id.	455	6	35	2	45	8	80	12
Broons.	Côtes-du-N. .	Id.	820	10	20	3	30	13	50	15
Bruz.	Ille-et-Vilaine	Id.	775	9	60	3	15	12	75	14
Bueil.	Eure.	Id.	463	6	45	2	45	8	90	12
Caen	Calvados. . .	Id.	613	8	35	2	80	11	15	13
Carentan. . . .	Manche . . .	Id.	698	9	25	3	—	12	25	14
Caules-Dinan. .	Côtes–du-N. .	Id.	810	10	10	3	25	13	35	15
Chartres . . .	Eure-et-Loire	Id.	478	6	60	2	45	9	05	12
Châteaubourg .	Ille-et Vilaine	Id.	843	9	60	3	10	12	70	14
Chatelaudren. .	Côtes-du-N. .	Id.	883	10	95	3	30	14	25	15
Cherbourg. .	Manche . . .	Id.	755	9	95	3	15	13	10	14

(1) Voir la note au bas de la page 25.

DESTINATIONS.	DÉPARTEMENTS.	STATION D'EXPÉDITION de la Cie de l'Est.	DISTANCES en kilomètres.	PRIX du TRANS-PORT. 50 bout. 400 kil.	RETOUR d'ar-gent. (1).	TOTAL.	Délais (jours francs).
				fr. c.	fr. c.	fr. c.	
Clères	Seine-Infér.	La F.-Paris.	545	7 40	2 60	10 —	13
Combourg . . .	Ille-et-Vilaine	Id.	807	10 10	3 30	13 40	15
Conches	Eure.	Id.	509	7 —	2 50	9 50	12
Condé	Orne.	Id.	532	7 25	2 55	9 80	12
Conflans	Seine-et-Oise	Id.	405	5 75	2 45	8 10	12
Conlie	Sarthe. . . .	Id.	625	8 35	2 80	11 15	13
Connerré. . . .	Id.	Id.	577	7 80	2 65	10 45	13
Coulibœuf . . .	Calvados. . .	Id.	618	8 30	2 85	11 15	13
Courville. . . .	Eure-et-Loire	Id.	497	6 85	2 45	9 30	12
Couville . . .	Manche . . .	Id.	743	9 80	3 10	12 90	14
Dieppe	Seine-Infér. .	Id.	582	7 90	2 70	10 60	13
Dol.	Ille-et-Vilaine	Id.	823	10 15	3 35	13 50	15
Domfront. . . .	Sarthe. . . .	Id.	622	8 35	1 80	10 15	13
Dreux	Eure-et-Loire	Id.	472	6 55	2 45	9 —	12
Epernon. . . .	Id.	Id.	451	6 30	2 45	8 75	12
Epône	Seine-et-Oise.	Id.	435	6 05	2 45	8 50	12
Etriché Chtn .	Maine-et-L. .	Id.	674	8 95	2 90	11 85	14
Evreux. . . .	Eure.	Id.	491	6 75	2 45	9 20	12
Evron	Mayenne. . .	Id.	660	8 80	2 90	11 70	13
Falaise.	Calvados. . .	Id.	626	8 40	2 90	11 30	13
Fécamp . . .	Seine-Infér. .	Id.	606	8 15	2 75	10 90	13
Ferté-Bernard .	Sarthe. . . .	Id.	560	7 60	2 65	10 25	13
Fougeray-Lang.	Ille-et-Vilaine	Id.	813	10 60	3 25	13 85	15
Fresnay s/S. . .	Sarthe . . .	Id.	637	8 30	2 80	11 10	13
Fresnay (la) . .	Ille-et-Vilaine	Id.	832	10 15	3 35	13 50	15
Fresnay-la-Mère	Calvados. . .	Id.	628	8 30	2 85	11 25	13
Gaillon.	Eure.	Id.	477	6 60	2 45	9 05	12
Garancières . .	Seine-et-Oise	Id.	439	6 15	2 45	8 60	12
Genest (le). . .	Mayenne. . .	Id.	701	9 30	3 —	12 30	14
Gouesnière (la).	Ille-et-Vilaine	Id.	838	10 15	3 35	13 50	15
Grainville-God.	Seine-Infér. .	Id.	593	8 —	2 75	10 75	13
Grignon	Seine-et-Oise	Id.	423	5 95	2 45	8 40	12
Guierche (la). .	Sarthe. . . .	Id.	617	8 25	2 75	11 —	13
Guichen-Bourg.	Ille-et-Vilaine	Id.	786	9 60	3 20	12 80	12
Guingamp . . .	Côtes-du-N. .	Id.	895	11 —	3 30	14 30	15
Harfleur	Seine-Infér. .	Id.	606	8 15	2 75	10 90	13
Havre	Id.	Id.	612	8 20	2 75	10 95	13
Hermitage (l').	Ille-et-Vilaine	Id.	776	9 65	3 15	12 80	14
Honfleur. . .	Calvados . .	Id.	616	8 20	2 80	11 —	13
Houdan	Seine-et-Oise	Id.	453	6 30	2 45	8 75	12
Hutte (la) . . .	Sarthe . . .	Id.	642	8 30	2 85	11 15	13
Ifs (les)	Seine-Infér. .	Id.	598	8 05	2 75	10 80	13
Joigny.	Calvados . .	Id.	689	9 15	2 95	12 10	14
Jouy.	Eure-et-Loire	Id.	458	6 50	2 45	8 95	12

(1) Voir la note au bas de la page 25.

DESTINATIONS.	DÉPARTEMENTS.	STATION D'EXPÉDITION. de la Cie de l'Est.	DISTANCES en kilomètres.	PRIX du TRANS- PORT. 50 bout. 100 kil.		RETOUR d'ar- gent (1).		TOTAL.		Délais (jours francs).
				fr.	c.	fr.	c.	fr.	c.	
Juigné.	Sarthe. . . .	La F.-Paris.	644	8	60	2	85	11	45	13
Kerhuon. . . .	Finistère . .	Id.	1007	11	85	3	80	15	65	16
Lamballe . . .	Côtes-du-N. .	Id.	845	10	50	3	30	13	80	15
Landerneau . .	Finistère . .	Id.	995	11	85	3	75	15	60	16
Landivisiau . .	Id.	Id.	981	11	85	3	75	15	60	16
Laval.	Mayenne. . .	Id.	691	9	15	2	95	12	10	14
Laverrière. . .	Seine-et-Oise	Id.	523	5	95	2	45	8	40	12
Lisieux	Calvados. . .	Id.	574	7	75	2	70	10	45	13
Lison	Id.	Id.	679	9	—	2	95	11	95	14
Longueville . .	Seine – Infér.	Id.	568	7	70	2	65	10	35	13
Loupe (la) . . .	Eure-et-Loire	Id.	512	7	05	2	50	9	55	12
Louverné . . .	Mayenne . .	Id.	685	9	10	2	95	12	05	14
Maintenon . . .	Eure-et-Loire	Id.	439	6	15	2	45	8	60	12
Maisons	Seine-et-Oise	Id.	401	5	70	2	45	8	15	12
Malaunay . . .	Seine – Infér.	Id.	533	7	25	2	60	9	85	12
Mans (le) . . .	Sarthe. . . .	Id.	602	8	10	2	75	10	85	13
Mantes	Seine-et-Oise	Id.	441	6	15	2	45	8	60	12
Maresché . . .	Sarthe. . . .	Id.	627	8	30	2	80	11	10	13
Marchezais . .	Eure-et-Loire	Id.	460	6	40	2	45	8	85	12
Maromme . . .	Seine-Infér..	Id.	529	7	20	2	60	9	80	12
Martinvast. . .	Manche . . .	Id.	749	9	85	3	10	12	95	14
Meauffe (la) . .	Id.	Id.	687	9	10	2	95	12	05	13
Mesnil-Mauger-Crevecœur	Calvados . .	Id.	593	8	—	2	75	10	75	13
Messac	Ille-et-Vilaine	Id.	801	9	60	3	20	12	80	15
Meulan	Seine-et-Oise	Id.	425	5	95	2	45	8	40	12
Mezidon	Calvados. . .	Id.	600	8	05	2	75	10	80	13
Molay-Littry (le)	Id.	Id.	667	8	85	2	90	11	75	14
Morannes . . .	Maine-et-L. .	Id.	664	8	85	2	90	11	75	14
Montauban-de-B	Ille-et-Vilaine	Id.	796	9	90	3	20	13	10	15
Montabard. . .	Orne	Id.	632	8	30	2	90	11	20	13
Montbizot . . .	Sarthe. . . .	Id.	621	8	30	2	80	11	10	13
Montebourg . .	Manche . . .	Id.	719	9	50	3	—	12	50	14
Montfort-l'Am.	Seine-et-Oise	Id.	335	6	10	2	45	8	55	12
Montfort-s.-Meu	Ille-et-Vilaine	Id.	786	9	80	3	20	13	—	14
Montreuil-s.-Ille	Id.	Id.	794	9	95	3	25	13	20	15
Montsurs. . . .	Mayenne . .	Id.	672	8	95	2	90	11	85	14
Monville. . . .	Seine – Infér.	Id.	539	7	35	2	60	9	95	13
Morlaix . . .	Finistère . .	Id.	955	11	35	3	65	15	—	16
Motteville . . .	Seine – Infér.	Id.	554	7	50	2	65	10	15	13
Moult-Argences	Calvados . .	Id.	609	8	15	2	75	10	90	13
Neau.	Mayenne . .	Id.	666	8	85	2	90	11	75	14
Neuville	Sarthe. . . .	Id.	612	8	20	2	75	10	95	13
Nogent-le-Rotr.	Eure-et-Loire	Id.	539	7	35	2	60	9	95	13
Nointot-Bolbec.	Seine – Infér.	Id.	581	7	80	2	70	10	50	13

(1) Voir la note au bas de la page 25.

DESTINATIONS.	DÉPARTEMENTS.	STATION D'EXPÉDITION de la Cie de l'Est.	DISTANCES en kilomètres.	PRIX du TRANS-PORT. 50 bout. 100 kil.	RETOUR d'ar-gent. (1).	TOTAL.	Délais (jours francs).
				fr. c.	fr. c.	fr. c.	
Noyon	Sarthe. . . .	La F.-Paris.	630	8 45	2 80	11 25	13
Noyal	Ille-et-Vilaine	Id.	753	9 60	3 20	12 80	14
Oissel	Seine - Infér.	Id.	510	7 —	2 50	9 50	12
Pavilly. . . .	Id.	Id.	543	7 40	2 60	10 —	13
Perray (le). . .	Seine-et-Oise	Id.	433	6 05	2 45	8 50	12
Pincé-Précigné.	Sarthe. . . .	Id.	658	8 75	2 90	11 65	13
Plénée-Jugon .	Côte-du-N. .	Id.	829	10 30	3 30	13 60	15
Pleyber-Christ.	Finistère . .	Id.	964	11 85	3 70	15 55	16
Plouaret. . . .	Id.	Id.	923	11 35	3 60	14 95	16
Plouigneau . .	Id.	Id.	945	11 35	3 65	15 —	16
Plounérin . . .	Id.	Id.	931	11 35	3 60	14 95	16
Poissy.	Seine-et-Oise	Id.	410	5 80	2 45	8 25	12
Pont-de-l'Arche	Eure	Id.	503	6 90	2 50	9 40	12
Pont-de-Gennes	Sarthe. . . .	Id.	584	7 90	2 70	10 60	13
Pont-Hébert . .	Manche . . .	Id.	690	9 15	2 95	12 10	13
Pontgouin . . .	Eure-et-Loire	Id.	504	6 90	2 50	9 40	12
Pont-l'Évêque .	Calvados . .	Id.	592	7 95	2 70	10 65	13
Port-Brillet . .	Mayenne . .	Id.	708	9 35	3 —	12 35	14
Quetteville. . .	Calvados . .	Id.	602	8 10	2 75	10 85	13
Rambouillet . .	Seine-et-Oise.	Id.	439	6 15	2 45	8 60	12
Redon	Ille-et-Vilaine	Id.	835	9 60	3 30	12 90	15
Rennes . . .	Id.	Id.	764	9 60	3 15	12 75	14
Romilly	Eure.	Id.	517	7 05	2 55	9 60	12
Rosny	Seine-et-Oise.	Id.	447	6 25	2 45	8 60	12
Rouen	Seine-Infér.	Id.	520	7 10	2 55	9 65	12
Rouessé-Vassé.	Sarthe. . . .	Id.	643	8 60	2 85	11 45	13
Sablé	Id.	Id.	850	8 65	2 85	11 50	13
Saint-Aubin . .	Seine-Infér.	Id.	578	7 80	2 70	10 50	13
Saint-Brieuc . .	Côtes-du-N.	Id.	865	10 75	3 30	14 05	15
Saint-Cyr. . . .	Seine-et-Oise.	Id.	412	5 80	2 45	8 25	12
Saint-Germain-en-Laye .	Id.	Id.	397	6 40	2 50	8 90	11
St-Germain s/Il.	Ille-et-Vilaine	Id.	785	9 75	3 25	13 —	14
Saint-Lô . .	Manche . . .	Id.	698	9 25	3 —	12 25	13
Saint-Malo .	Ille-et-Vilaine	Id.	846	10 15	3 40	13 55	15
St-Mards-Orbec.	Eure.	Id.	557	7 55	2 65	10 20	13
St-Mards-la-Br. .	Sarthe. . . .	Id.	588	7 95	2 70	10 65	10
St-Pierre-la-C. .	Mayenne. . .	Id.	712	9 40	3 —	12 40	14
St-Pierre-Louv.	Eure.	Id.	491	6 75	2 45	9 20	12
St-Pierre-s-Div.	Calvados. . .	Id.	606	8 15	2 75	10 90	13
Saint-Romain .	Seine-Infér..	Id.	595	8 —	2 75	10 75	13
St-Sylvain-Br. .	Maine-et-L. .	Id.	687	9 10	2 95	12 05	14
St-Thégonnec .	Finistère . .	Id.	969	11 85	3 70	15 55	16
Saint-Victor . .	Seine-Infér..	Id.	554	7 50	2 65	10 15	13
Sceaux.	Sarthe. . . .	Id.	569	7 70	2 65	10 35	13

(1) Voir la note au bas de la page 25.

DESTINATIONS.	DÉPARTEMENTS.	STATION D'EXPÉDITION de la Cie de l'Est.	DISTANCES en kilomètres.	PRIX du TRANS-PORT. 50 bout. 100 kil.	RETOUR d'ar-gent. (1).	TOTAL.	Délais (jours francs).
				fr. c.	fr. c.	fr. c.	
Sées	Orne.	La F.-Paris.	666	8 30	2 95	11 25	14
Serquigny . . .	Eure.	Id.	533	7 25	2 60	9 85	12
Servon.	Ille-et-Vilaine	Id.	748	9 60	3 10	12 70	14
Sillé – le – Guill.	Sarthe. . . .	Id.	537	8 50	2 80	11 30	13
Sottevast. . . .	Manche . . .	Id.	737	9 70	3 10	12 80	14
Suze (la). . . .	Sarthe. . . .	Id.	620	8 30	2 80	11 10	13
Tacoignières . .	Seine-et-Oise	Id.	446	6 20	2 55	8 75	12
Theil (le). . . .	Orne.	Id.	550	7 45	2 60	10 05	13
Tiercé	Maine-et-L. .	Id.	678	9 —	2 95	11 95	14
Touques	Calvados. . .	Id.	601	8 10	2 75	10 85	13
Tourville. . . .	Seine-Infér..	Id.	506	6 95	2 50	9 45	10
Trappes	Seine-et-Oise.	Id.	418	5 90	2 45	8 35	12
Triel.	Seine-et-Oise.	Id.	418	5 90	2 45	8 35	12
Trouville. . . .	Calvados. . .	Id.	603	8 10	2 75	10 85	13
Valognes. . . .	Manche . . .	Id.	727	9 60	3 05	12 65	14
Vendeuvre-Jort.	Calvados. . .	Id.	712	8 20	2 75	10 95	13
Vernon.	Eure.	Id.	464	6 45	2 45	8 90	12
Versailles . .	Seine-et-Oise.	Id.	407	5 75	2 70	8 45	12
VillersNeauphle	Id.	Id.	430	6 05	2 45	8 50	12
Vilpreux-les-Cl.	Id.	Id.	419	5 90	2 45	8 35	12
Vingt-Hanaps .	Orne.	Id.	668	8 30	2 90	11 20	14
Vitré.	Ille-et-Vilaine	Id.	727	9 60	3 15	12 75	14
Vivoin–Beaum.	Sarthe. . . .	Id.	631	8 30	2 80	11 10	13
Voivres	Id.	Id.	614	8 25	2 75	11 —	13
Voutré.	Mayenne. . .	Id.	650	8 65	2 85	11 50	13
Yffiniac	Côtes-du-N..	Id.	856	10 65	2 30	12 95	15
Yvetot	Seine-Infér..	Id.	561	7 60	2 65	10 25	13
Yvré-l'Evêque .	Sarthe. . . .	Id.	593	8 —	2 70	10 70	13

(1) Voir la note au bas de la page 25.

RÉSEAU DU CHEMIN DE FER D'ORLÉANS-BORDEAUX

(pour le prix de l'eau voir page 23).

DESTINATIONS.	DÉPARTEMENTS.	STATION D'EXPÉDITION de la Cie de l'Est.	DISTANCES en kilomètres.	PRIX du TRANS-PORT. 50 bout. 100 kil.	RETOUR d'ar-gent. (1).	TOTAL.	Délai (jours francs).
				fr. c.	fr. c.	fr. c.	
Ablon	Seine-et-Oise	La F.-Paris.	404	5 80	2 45	8 25	12
Agen	Lot-et-Garon.	Id.	1041	13 —	3 85	16 85	16
Agonac	Dordogne . . .	Id.	873	12 10	3 45	15 55	15
Aigrefeuille . .	Charente-Inf.	Id.	849	11 50	3 40	14 90	15
Ainay-le-Vieil .	Cher	Id.	676	9 60	2 95	12 55	14
Alby.	Tarn	La F.-Gray.	1009	12 75	3 70	16 45	17
Ambazac . . .	Haute-Vienne	La F.-Paris.	772	10 95	3 20	14 15	14
Amboise. . . .	Indre-et-L.. .	Id.	600	8 65	2 75	11 40	13
Ancenis	Loire-Infér..	Id.	783	9 85	3 20	13 05	14
Anetz	Id.	Id.	777	9 80	3 20	13 —	14
Angers. . . .	Maine-et-L..	Id.	729	9 30	3 05	12 35	14
Angerville. . .	Seine-et-Oise	Id.	465	6 65	2 45	9 15	12
Angoulême .	Charente . .	Id.	835	11 40	2 35	13 75	15
Argenton . . .	Indre	Id.	684	9 70	3 95	13 65	14
Arnage	Sarthe . . .	Id.	712	8 85	2 80	11 65	14
Artenay	Loiret. . . .	Id.	482	7 —	2 50	9 50	12
Arveyres. . . .	Gironde . . .	Id.	936	12 35	3 60	15 95	16
Assier	Lot	Id.	1032	13 60	3 85	17 45	16
Athis-Mons . .	Seine-et-Oise	Id.	406	5 80	2 45	8 25	12
Aubigné. . . .	Sarthe. . . .	Id.	682	8 85	2 80	11 65	14
Aubin	Aveyron. . .	Id.	1066	14 20	3 95	18 15	17
Auray	Morbihan . .	Id.	971	11 50	3 70	15 20	16
Avor.	Cher	Id.	643	8 90	2 85	11 75	13
Bachellerie (la)	Dordogne . .	Id.	930	12 60	3 60	16 20	16
Dannalec . . .	Finistère . .	Id.	1050	12 45	3 85	16 30	16
Barres (les) . .	Vienne . . .	Id.	697	9 90	3 —	12 90	14
Basse-Indre (la)	Loire-Infér..	Id.	826	10 —	3 30	13 30	15
Baud	Morbihan . .	Id.	996	11 85	3 75	15 60	16
Beaugency. . .	Loiret. . . .	Id.	536	7 65	2 60	10 25	12
Beaupouyet . .	Dordogne . .	Id.	931	12 10	3 60	15 70	16
Belvès.	Dordogne . .	Id.	959	13 —	3 05	16 65	16
Bengy.	Cher	Id.	652	9 —	2 90	11 90	13
Bersac.	Haute-Vienne	Id.	751	10 65	3 15	13 80	14
Beynac	Id.	Id.	800	11 15	3 30	14 45	15
Bezenet	Allier	Id.	744	10 45	3 10	13 55	14
Bigny	Cher	Id.	653	9 25	2 90	12 15	13
Blois	Loire-et-Cher	Id.	568	8 10	2 65	10 75	13
Bohalle (la) . .	Maine-et-L..	Id.	717	9 30	3 05	12 35	14
Bordeaux Bast.	Gironde. . .	Id.	968	12 35	3 70	16 05	16
Bouray	Seine-et-Oise	Id.	430	6 15	2 45	8 60	12

(1) Voir la note au bas de la page 25.

DESTINATIONS.	DÉPARTEMENTS.	STATION D'EXPÉDITION. de la Cie de l'Est.	DISTANCES en kilomètres.	PRIX du TRANS-PORT. 50 bout. 100 kil.	RETOUR d'ar-gent (1).	TOTAL.	Délais (jours francs).
				fr. c.	fr. c.	fr. c.	
Bourges . . .	Cher	'La F.-Paris.	631	8 80	2 80	11 60	13
Bretigny	Seine-et-Oise	Id.	421	6 —	2 45	8 45	12
Brionne (la) . .	Creuse . . .	Id.	793	10 80	3 15	13 95	15
Brive	Corrèze . . .	Id.	961	12 60	3 65	16 25	16
Bruniquel . . .	Tarn-et-Gar.	La F.-Gray.	1019	12 45	3 80	16 25	17
Bugue (le). . .	Dordogne . .	La F -Paris.	935	12 80	3 60	16 40	16
Buisson (le) . .	Id. . . .	Id.	946	12 90	3 60	16 50	16
Busseau-d'Ahun	Creuse . . .	Id.	816	11 —	3 20	14 20	15
Bussière-Galant	Haute-Vienne	Id.	827	11 70	3 30	15 —	15
Cahuzac. . . .	Tarn	La F.-Gray.	999	12 60	3 70	16 30	18
Capdenac . . .	Lot	La F.-Paris.	1057	13 95	3 90	17 85	17
Celle-Bruère (la)	Cher	Id.	659	9 35	2 90	12 25	13
Celon	Indre	Id.	694	9 85	3 —	12 85	14
Cercottes . . .	Loiret. . . .	Id.	502	7 15	2 50	9 65	12
Chabenet . . .	Indre	Id.	679	9 65	3 95	13 60	14
Chalais	Charente . .	Id.	886	12 10	3 45	15 55	15
Chalonnes-St-G.	Maine-et-L. .	Id.	750	9 50	3 15	12 65	14
Chambon . . .	Charente-Inf.	Id.	840	11 40	3 35	14 75	15
Champtocé. . .	Maine-et-L. .	Id.	757	9 60	3 15	12 75	12
Chantenay . . .	Loire-Infér. .	Id.	821	9 95	3 30	13 25	15
Chapelle-St-M.	Loiret. . . .	Id.	517	7 35	2 55	9 90	12
Chapelle-St-Ur.	Cher	Id.	620	8 80	2 80	11 60	13
Chapelle-s-Loire	Indre-et-L. .	Id.	663	9 20	2 90	12 10	13
Charmant . . .	Charente . .	Id.	856	11 70	3 40	15 10	15
Chasseneuil . .	Vienne . . .	Id.	714	10 10	3 05	13 15	14
Château-du-Loir	Sarthe . . .	Id.	670	8 85	2 80	11 65	14
Château-Gaill. .	Eure-et-Loire	Id.	486	6 90	2 45	9 35	12
Château-l'Evêq.	Dordogne . .	Id.	880	12 10	3 45	15 55	15
Châteaulin. . .	Finistère . .	Id.	1101	13 35	3 90	17 25	17
Châteauneuf-sur-Cher. .	Cher	Id.	644	9 15	2 90	12 05	13
Châteauroux	Indre	Id.	653	9 25	2 90	12 15	13
Chatellerault .	Vienne . . .	Id.	689	9 75	2 95	12 70	14
Chavenon . . .	Allier	Id.	754	10 35	3 10	13 45	14
Chéry	Cher. . . .	Id.	605	8 60	2 75	11 35	13
Chevilly	Loiret	Id.	498	7 10	2 50	9 60	12
Choisy.	Seine	Id.	400	5 75	2 45	8 20	12
Chouzy	Loire-et-Cher.	Id.	577	8 20	2 70	10 90	13
Cinq-Mars . . .	Indre-et-Loire	Id.	642	9 05	2 85	11 90	13
Ciré	Charente-Inf.	Id.	851	11 70	3 40	15 10	15
Civray.	Vienne. . . .	Id.	773	10 95	3 20	14 15	14
Clan	Id.	Id.	710	10 05	3 05	13 10	14
Clermont-sur-L.	Loire-Infér. .	Id.	796	9 90	3 25	13 15	15
Commentry . .	Allier	Id.	729	10 35	3 10	13 45	14
Condat.	Dordogne . .	Id.	936	12 60	3 60	16 20	16

(1) Voir la note au bas de la page 25.

DESTINATIONS.	DÉPARTEMENTS.	STATION D'EXPÉDITION de la Cie de l'Est.	DISTANCES en kilomètres.	PRIX du TRANSPORT. 50 bout. 100 kil.	RETOUR d'argent. (1).	TOTAL.	Délais (jours francs).
				fr. c.	fr. c.	fr. c.	
Coquille (la) . .	Dordogne.. .	La F.-Paris.	837	11 85	3 35	15 20	15
Cordemais (vil.)	Loire-Infér. .	Id.	845	10 20	3 35	13 55	15
Couëron . . .	Id.	Id.	832	10 05	3 35	13 40	15
Couhé-Vérac. . .	Vienne. . . .	Id.	756	10 70	3 05	13 75	14
Coulombiers . .	Id. . . .	Id.	741	10 50	3 10	13 60	14
Couronne (la) .	Charente. . .	Id.	843	11 50	3 35	14 85	15
Coutras	Gironde . . .	Id.	920	12 10	3 55	15 65	16
Cransac	Aveyron. . .	Id.	1078	14 25	3 95	18 20	17
Crêche (la) . .	Deux-Sèvres .	Id.	786	10 80	3 20	14 —	14
Cuzorn	Lot-et-Gar. .	Id.	991	13 —	3 75	16 75	16
Dangé.	Vienne.-. . .	Id.	675	9 60	2 95	12 55	10
Décazeville . .	Aveyron. . .	Id.	1076	14 25	3 05	17 30	17
Dissais.	Vienne. . . .	Id.	706	10 —	3 —	13 —	14
Dissay-sur-Cour	Sarthe. . . .	Id.	665	8 85	2 80	11 65	13
Donges	Loire-Infér. .	Id.	867	10 40	3 40	13 80	15
Donnezac . . .	Tarn.	La F.-Gray.	1004	12 70	3 70	16 40	18
Doyet-la-Presle.	Allier	La F.-Paris.	739	10 35	3 10	13 45	14
Dreffeac	Loire-Infér. .	Id.	876	10 60	3 45	14 05	15
Ecommoy . . .	Sarthe. . . .	Id.	698	8 85	2 80	11 65	14
Eglizottes (les).	Gironde . . .	Id.	907	12 10	3 50	15 60	15
Eguzon (ville).	Indre	Id.	705	10 —	3 —	13 —	14
Elven (ville) . .	Morbihan . .	Id.	940	11 20	3 60	14 80	16
Epanes	Deux-Sèvres .	Id.	813	11 —	3 30	14 30	15
Epanvillers . .	Vienne. . . .	Id.	765	10 85	3 15	14 —	14
Epinay.	Seine-et-Oise.	Id.	414	5 90	2 45	8 35	12
Etampes. . . .	Id.	Id.	446	6 35	2 45	8 80	12
Etréchy	Id.	Id.	439	6 25	2 45	8 70	12
Eyzies (les) . .	Dordogne . .	Id.	929	12 70	3 60	16 30	16
Ferté (la) . . .	Loiret	Id.	693	7 60	2 60	10 20	12
Figeac.	Lot	Id.	1051	13 90	3 90	17 80	17
Foëcy	Cher.	Id.	600	8 55	2 75	11 30	13
Forges (les) . .	Maine-et-L. .	Id.	751	9 40	3 10	12 50	14
Forgevieille . . .	Creuse. . . .	Id.	719	10 20	3 05	13 25	14
Fromental . . .	Haute-Vienne	Id.	740	10 50	3 10	13 60	14
Frontenay . . .	Deux-Sèvres .	Id.	809	10 90	3 30	14 20	15
Gaillac-sur-Tarn	Tarn.	La F.-Gray.	986	12 45	3 70	16 15	18
Gelie (la) . . .	Dordogne . .	La F.-Paris.	913	12 45	3 55	16 —	15
Gestel	Morbihan . .	Id.	1014	12 10	3 75	15 85	16
Gôt (le)	Dordogne . .	Id.	970	13 —	3 70	16 70	16
Gramat	Lot	Id.	1015	13 45	3 80	17 25	16
Gragnague. . .	Hte-Garonne .	La F.-Gray.	950	11 95	3 70	15 65	18
Grave-d'Ambar.	Gironde . . .	La F.-Paris.	953	12 35	3 65	16 —	16
Guerche (la) . .	Cher.	Id.	670	9 25	2 95	12 20	14
Guéret.	Creuse. . . .	Id.	801	10 80	3 15	13 95	15

(1) Voir la note au bas de la page 25.

DESTINATIONS.	DÉPARTEMENTS.	STATION D'EXPÉDITION. de la Cie de l'Est.	DISTANCES en kilomètres.	PRIX du TRANSPORT. 50 bout. 100 kil.	RETOUR d'argent (1).	TOTAL.	Délais (jours francs).
				fr. c.	fr. c.	fr. c.	
Guétin (le). . .	Cher. . . .	La F.-Paris.	679	9 35	2 95	12 30	14
Hennebout. . .	Morbihan . .	Id.	997	11 85	3 75	15 60	16
Ingrandes s/L.	Maine-et-L. .	Id.	663	9 65	3 15	12 80	14
Ingrandes s/V.	Vienne. . . .	Id.	683	9 70	2 95	12 65	10
Isle d'Albi. . .	Tarn. . . .	La F.-Gray.	979	12 35	3 70	16 05	18
Issoudun. . . .	Indre . . .	La F.-Paris.	626	8 90	2 80	11 70	13
Iteuil	Vienne . . .	Id.	736	10 20	3 10	13 30	14
Jarrie (la) . . .	Charente-Inf.	Id.	855	11 60	3 40	15 —	15
Jonchère (la). .	Haute-Vienne	Id.	764	10 80	3 15	13 95	14
Juvisy	Seine-et-Oise.	Id.	409	5 85	1 45	7 30	12
Ladignac. . . .	Lot-et-Gar. .	Id.	1004	13 —	3 75	16 75	16
Lafarge . . .	Haute-Vienne	Id.	818	11 60	3 30	14 90	15
La Guépie . .	Tarn-et-Gar. .	La F.-Gray.	1031	13 05	3 70	16 75	18
Laigné-St-Gerv.	Sarthe. . . .	La F.-Paris.	705	8 85	2 80	11 65	14
Landévant. . .	Morbihan . .	Id.	984	11 65	3 70	15 35	16
Langeais. . .	Indre-et-Loire	Id.	646	9 —	2 85	11 85	13
Larche . . .	Corrèze . . .	Id.	951	12 60	3 65	16 25	16
Lardy	Seine-et-Oise.	Id.	433	6 20	2 45	8 65	12
Laroque . . .	Lot-et-Gar. .	Id.	1026	13 —	3 80	16 80	16
Laurière. . . .	Haute-Vienne	Id.	759	10 75	3 15	13 90	14
Lexos	Tarn-et-Gar..	La F.-Gray.	1031	13 05	3 70	16 75	18
Libos Monsem.	Lot-et-Gar.	La F.-Paris.	997	13 —	3 75	16 75	16
Libourne . .	Gironde. . .	Id.	933	12 35	2 60	14 95	16
Ligugé.	Vienne . . .	Id.	723	10 35	3 10	13 45	14
Limeray . . .	Indre-et-L. .	Id.	594	8 55	2 75	11 30	13
Limoges . . .	Haute-Vienne	Id.	790	11 15	3 25	14 40	14
Lorient.	Morbihan . .	Id.	1005	11 95	3 75	15 70	16
Lothier . . .	Indre	Id.	670	9 50	2 95	12 45	14
Luant	Id.	Id.	665	9 45	2 90	12 35	13
Lunery.	Cher.	Id.	653	9 —	2 85	11 85	13
Lusignan. . . .	Vienne . . .	Id.	748	10 60	3 10	13 70	14
Luxé.	Charente. . .	Id.	806	11 40	3 25	14 65	15
Magnette. . . .	Allier	Id.	701	9 95	3 —	12 95	14
Malansac. . . .	Morbihan . .	Id.	915	10 85	3 55	14 40	15
Marcillac. . . .	Aveyron. . .	Id.	1099	14 55	3 —	17 55	17
Marmagne . . .	Cher	Id.	613	8 70	2 80	11 50	13
Marolles	Seine-et-Oise	Id.	426	6 10	2 45	8 55	12
Marsac	Creuse. . . .	Id.	769	10 80	3 15	13 95	14
Marsac.	Tarn-et-Gar.	La F.-Gray.	1000	12 65	3 70	16 35	18
Mauves	Loire-Infér..	La F.-Paris.	802	9 90	3 25	13 15	15
Mauzé	Deux-Sèvres.	Id.	822	11 10	3 30	14 40	15
Mayet	Sarthe. . . .	Id.	791	8 85	2 80	11 65	14
Mehun s/Yèvre.	Cher.	Id.	605	8 60	2 75	11 35	13
Ménars	Loire-et-Cher.	Id.	559	7 95	3 65	11 60	13

(1) Voir la note au bas de la page 25.

DESTINATIONS.	DÉPARTEMENTS.	STATION D'EXPÉDITION. de la Cie de l'Est.	DISTANCES en kilomètres.	PRIX du TRANSPORT. 50 bout. 100 kil.		RETOUR d'argent (1).		TOTAL.		Délais (jours francs)
				fr.	c.	fr.	c.	fr.	c.	
Ménitré (la) . .	Maine-et-L. .	La F.-Paris.	706	9	30	3	—	12	30	14
Mer	Loire-et-Cher	Id.	549	7	80	2	60	10	40	13
Mettray	Indr.-et-Loire	Id.	635	8	85	2	80	11	65	11
Meung.	Loiret. . . .	Id.	529	7	55	2	55	10	10	12
Milhac.	Dordogne . .	Id.	909	12	40	3	55	15	95	16
Miremont . . .	Id.	Id.	923	12	60	3	55	16	15	16
Monnerville . .	Seine-et-Oise.	Id.	460	6	55	2	45	9	—	12
Montastruc. . .	Hte-Garonne.	La F.-Gray.	955	12	—	3	70	15	70	18
Montaigut . . .	Creuse. . . .	La F.-Paris.	785	10	80	3	15	13	95	14
Montauban .	Tarn-et-Gar. .	La F.-Gray.	985	11	85	3	55	15	40	16
Monteils	Id.	Id.	1058	13	40	3	70	17	10	18
Mont-Louis. . .	Indre-et-L. .	La F.-Paris.	614	8	70	2	80	11	50	13
Montluçon (vil.)	Allier	Id.	716	10	15	3	05	13	20	14
Montmoreau . .	Charente. . .	Id.	869	11	85	3	45	15	30	15
Montoir	Loire-Infér. .	Id.	874	10	50	3	45	13	95	15
Montpont . . .	Dordogne . .	Id.	929	12	10	3	60	15	70	16
Montrabé . . .	Hte-Garonne .	La F.-Gray.	942	11	85	3	70	14	55	18
Montricoux. . .	Tarn-et-Gar. .	Id.	1013	12	35	3	80	16	15	18
Monts	Vienne . . .	La F.-Paris.	635	9	—	2	85	11	85	13
Montvalent. . .	Lot	Id.	996	13	10	3	75	16	85	16
Mothe St-Héraye	Deux-Sèvres.	Id.	769	10	80	3	20	14	—	14
Motte Beuvron.	Loire-et-Cher	Id.	548	7	80	2	60	10	40	13
Moulins . . .	Allier	Id.	797	10	35	3	10	13	45	15
Moulins-s.-Yèv.	Cher.	Id.	631	8	90	2	85	11	75	13
Moussac	Charente . .	Id.	798	11	30	3	25	14	55	15
Mouthiers . . .	Id.	Id.	849	11	60	3	40	15	—	15
Mussidan. . . .	Dordogne . .	Id.	923	12	10	3	55	15	65	16
Najac	Aveyron. . .	La F.-Gray.	1042	13	20	3	70	16	90	18
Nantes	Loire-Infér. .	La F.-Paris.	810	9	90	3	30	13	20	15
Napoléonville. .	Morbihan . .	Id.	1026	12	25	3	80	16	05	16
Naussac	Aveyron. . .	La F.-Gray.	1080	13	75	3	75	17	50	18
Négrepelisse . .	Tarn-et-Gar. .	Id.	1005	12	25	3	80	16	05	18
Négrondes. . . .	Dordogne . .	La F.-Paris.	862	12	10	3	40	15	50	15
Nérondes. . . .	Cher	Id.	657	9	05	2	90	11	95	13
Neuillé-Pont-P.	Indre-et-L. .	Id.	649	8	85	2	80	11	65	13
Neuvic.	Dordogne . .	Id.	912	12	10	2	55	14	65	15
Neuvy-Pailloux.	Indre	Id.	638	9	05	2	85	11	90	13
Nexon	Haute-Vienne	Id.	810	11	45	3	25	14	70	15
Niort	Deux-Sèvres .	Id.	800	10	80	3	25	14	05	15
Niversac. . . .	Dordogne . .	Id.	900	12	25	3	50	15	75	16
Noisay.	Indre-et-L. .	Id.	607	8	65	2	75	11	40	13
Nouan-le-Fuz. .	Loir-et-Cher.	Id.	555	7	90	2	65	10	55	13
Noyant.	Allier	Id.	775	10	35	3	10	13	45	14
Nuces	Aveyron. . .	Id.	1104	14	60	3	—	17	60	17

(1) Voir la note au bas de la page 25.

DESTINATIONS.	DÉPARTEMENTS.	STATION D'EXPÉDITION de la Cⁱᵉ de l'Est.	DISTANCES en kilomètres.	PRIX du TRANS-PORT. 50 bout. 100 kil.		RETOUR d'argent. (1).		TOTAL.		Délais (jours francs).
				fr.	c.	fr.	c.	fr.	c.	
Onzain.	Loir-et-Cher.	La F.-Paris.	583	8	45	2	70	11	15	13
Orléans . . .	Loiret	Id.	511	7	30	2	50	9	80	12
Ormes (les) . .	Vienne. . . .	Id.	671	9	50	2	95	12	45	14
Oudon	Loire-Infér.	Id	792	9	90	3	15	13	05	15
Pamproux . . .	Deux-Sèvres.	Id.	762	10	80	3	15	13	95	14
Penchot	Aveyron. . .	Id.	1069	14	10	4	15	18	25	17
Penne	Tarn.	La F.-Gray.	1026	12	55	3	80	16	35	18
Penne	Lot-et-Gar. .	La F.-Paris.	1017	13	—	3	80	16	80	16
Périgueux. .	Dordogne . .	Id.	889	12	10	2	70	14	80	15
Plournel (le). .	Lot	Id.	1039	13	70	3	85	17	55	16
Pluvigner . . .	Morbihan . .	Id.	983	11	65	3	70	15	35	16
Pointe (la). . .	Maine-et-L. .	Id.	736	9	30	3	10	12	40	14
Poissonnière(la)	Id.	Id.	743	9	45	3	10	12	55	14
Poitiers . . .	Vienne . . .	Id.	722	10	25	3	05	13	30	14
Pont-Château. .	Loire-Infér. .	Id.	870	10	50	3	45	13	95	15
Pont-du-Casse. .	Lot-et-Gar. .	Id.	1055	13	—	3	85	16	85	16
Pontvert. . . .	Cher.	Id.	615	8	75	2	80	11	55	13
Port-Boulet . .	Indre-et-L. .	Id.	667	9	25	2	90	12	15	14
Port-de-Piles. .	Vienne . . .	Id.	667	9	45	2	90	12	35	14
Quatre-Routes .	Eure.	Id.	982	12	90	3	70	16	60	16
Questembert. .	Morbihan . .	Id.	1026	11	—	3	55	14	55	16
Quéménéven. .	Finistère. . .	Id.	1089	13	15	3	95	17	10	17
Quimper. . . .	Id.	Id.	1071	12	90	3	90	16	80	17
Quimperlé . . .	Id.	Id.	1026	12	25	3	80	16	05	16
Rabastens . . .	Tarn.	La F.-Gray.	972	12	25	3	70	15	95	18
Razac	Dordogne . .	La F.-Paris.	897	12	10	3	50	15	60	15
Redon	Ille-et-Vilaine	Id.	897	10	60	3	50	14	10	15
Reuilly.	Indre	Id.	609	8	65	2	75	11	40	13
Rivière-de-Mans	Corrèze . . .	Id.	1008	13	25	3	80	17	05	16
Rocamadour. .	Lot	Id.	996	12	10	3	50	15	60	15
Roche-Chalais .	Dordogne . .	Id.	864	11	75	3	40	15	15	15
Rochefort Ch.	Charente-Inf.	Id.	867	11	75	3	40	15	15	15
Rochelle (la).	Id.	Id.	1122	14	85	3	05	17	90	17
Rodez	Aveyron. . .	Id.	700	9	30	3	—	12	30	14
Rosiers (les) . .	Maine-et-L. .	Id.	1051	12	60	3	85	16	45	17
Rosporden. . .	Finistère. . .	Id.	754	10	70	3	15	13	85	14
Rouillé.	Vienne. . . .	Id.	788	11	15	3	20	14	35	14
Ruffec	Charente. . .	Id.	680	9	40	2	95	12	35	14
Saincaize. . . .	Nièvre. . . .	Id.	816	11	40	3	30	14	70	15
Sᵗ-Amant-de-B. .	Charente. . .	Id.	667	9	45	2	90	12	35	14
Sᵗ-Amand-Mont.	Cher.	Id.	642	8	85	2	80	11	65	13
Sᵗ-Antoine-du-R	Indre-et-L. .	Id.	1039	12	70	3	80	16	50	17
Saint-Antonin	Tarn-et-Gar. .	La F.-Gray.	904	12	10	3	50	15	60	15
Saint-Astier . .	Dordogne . .	La F.-Paris.								

(1) Voir la note au bas de la page 25.

DESTINATIONS.	DÉPARTEMENTS.	STATION D'EXPÉDITION. de la Cie de l'Est.	DISTANCES en kilomètres.	PRIX du TRANSPORT. 50 bout. 100 kil.		RETOUR d'argent (1).		TOTAL.		Délais (jours francs.)
				fr.	c.	fr.	c.	fr.	c.	
Saint-Ay. . . .	Loiret . . .	La F.-Paris.	523	7	45	2	55	10	—	10
Saint-Benoît. .	Vienne. . . .	Id.	726	10	30	3	05	13	35	14
St-Christophe. .	Aveyron . . .	Id.	1092	14	45	3	—	17	45	17
St-Cyr-en-Val. .	Loiret	Id.	522	7	45	2	55	10	—	12
Saint-Denis . .	Gironde . . .	Id	925	12	20	3	55	15	75	16
St-Denis p. Mar.	Lot	Id.	987	13	—	3	75	16	75	16
Ste-Anne d'Aur.	Morbihan	Id.	968	11	45	3	70	15	15	16
Sainte-Feyre. .	Creuse. . . .	Id.	807	10	85	3	15	14	—	15
Sainte-Lizaigne	Indre	Id.	619	8	80	2	80	11	60	13
Sainte-Luce . .	Loire-Infér. .	Id.	810	9	90	3	30	13	20	15
Sainte-Maure. .	Indre-et-L. .	Id.	655	9	30	2	90	12	20	13
St-Etienne du M.	Loire-Infér. .	La F.-Gray.	1000	12	15	3	80	15	95	18
St-Etienne de T.	Tarn-et-Gar.	La F.-Paris.	840	10	15	3	25	13	40	15
St-Florent . . .	Cher. . . .	Id.	628	8	90	2	85	11	75	13
St-Gildas des B.	Loire-Infér. .	Id.	880	10	65	3	45	14	10	15
St-Jacut . . .	Morbihan . .	Id.	900	10	70	3	50	14	20	15
St-Loubès . . .	Gironde . . .	Id.	951	12	45	3	65	16	10	16
St-Maixent. . .	Deux-Sèvres.	Id.	776	10	80	3	20	14	—	14
St-Martin. . . .	Maine-et-L. .	Id.	693	9	30	3	—	12	30	14
St-Martin de B.	Aveyron . . .	Id.	1065	14	05	4	10	18	15	17
St-Mathurin . .	Maine-et-L. .	Id.	710	9	30	3	—	12	30	14
St-Médard . . .	Gironde . . .	Id.	924	12	10	3	55	15	65	16
St-Michel. . . .	Seine-et-Oise	Id.	438	6	—	2	55	8	55	12
St-Nazaire . . .	Loire-Infér. .	Id.	881	10	50	3	35	13	85	15
St-Nicolas . . .	Lot-et-Gar. .	Id.	1011	12	05	3	80	15	85	16
St-Paterne . . .	Indre-et-L. .	Id.	658	8	85	3	15	12	—	13
St-Patrice . . .	Id. . . .	Id.	655	9	10	2	90	12	—	13
St-Pierre de Ch.	Dordogne . .	Id.	904	12	30	3	50	15	80	16
St-Priest-Taur.	Hte-Vienne. .	Id.	778	11	—	3	20	14	20	14
St-Sébastien . .	Creuse. . . .	Id.	712	10	10	3	15	13	25	14
St-Sulpice . . .	Tarn. . . .	La F.-Gray.	965	12	15	3	70	15	85	18
St-Sulpice d'Ig.	Gironde . . .	La F.-Paris.	947	12	35	3	65	16	—	16
Salbris.	Loire-et-Cher	Id.	557	8	05	2	65	10	70	13
Salles-Courbat.	Aveyron. . .	La F.-Gray.	1073	13	65	3	70	17	35	18
Salles-la-Source	Id.	La F.-Paris.	1113	14	75	3	05	17	80	17
Saumur	Maine-et-L. .	Id.	685	9	30	2	95	12	25	14
Sauveterre . . .	Gironde . . .	Id.	983	13	—	3	70	16	70	16
Savenay . . .	Loire-Infér. .	Id.	856	10	30	3	40	13	70	15
Savigny en S. .	Cher. . . .	Id.	633	8	90	2	85	11	75	13
Savonnières . .	Indre-et-L. .	Id.	635	8	95	2	85	11	80	13
Sévérac . . .	Loire-Infér. .	Id.	885	10	65	3	45	14	10	15
Siorac	Dordogne . .	Id.	953	13	—	3	85	16	85	16
Soubie.	Id.	Id.	933	12	10	3	60	15	70	16
Souvigny. . . .	Allier	Id.	783	10	35	3	10	13	45	14

(1) Voir la note au bas de la page 25.

DESTINATIONS.	DÉPARTEMENTS.	STATION D'EXPÉDITION. de la Cie de l'Est.	DISTANCES. en kilomètres.	PRIX du TRANS- PORT. 50 bout. 100 kil.	RETOUR d'ar- gent (1).	TOTAL.	Délais (jours francs).
				fr. c.	fr. c.	fr. c.	
Souterraine (la)	Creuse. . . .	La F.-Paris.	731	10 35	3 10	13 45	14
Suèvres	Loir-et-Cher.	Id.	553	7 85	2 65	10 50	13
Surgères. . . .	Charente-Inf.	Id.	834	11 30	3 35	14 65	15
Terrasson. . . .	Dordogne . .	Id.	942	12 60	3 60	16 20	16
Tessonnières. .	Tarn.	La F.-Gray.	992	12 50	3 70	16 20	18
Theillay . . .	Loir-et-Cher.	La F.-Paris.	580	8 25	2 70	10 95	13
Thénon (ville) .	Dordogne . .	Id.	922	12 55	3 55	16 10	16
Thiviers	Id.	Id.	852	12 05	3 40	15 45	15
Thouaré	Loire-Infér. .	Id.	807	9 90	3 25	13 15	15
Toulouse. . .	Hte-Garonne.	La F.-Gray.	882	11 60	3 40	15 —	16
Tours	Indre-et-L. .	La F.-Paris.	626	8 85	2 80	11 65	13
Toury	Eure-et-Loir.	Id.	468	6 80	2 45	9 25	12
Trélazé	Maine-et-L. .	Id.	722	9 30	3 05	12 35	14
Tricherie (la). .	Vienne. . . .	Id.	703	9 95	3 —	12 95	14
Trillers (les) . .	Allier	Id.	707	10 05	3 —	13 05	14
Tronget	Id. . . .	Id.	767	10 35	3 10	13 45	14
Turenne. . . .	Corrèze . . .	Id.	976	12 85	3 70	16 55	16
Urçay	Allier . . .	Id.	682	9 70	2 95	12 65	14
Vaas.	Sarthe. . . .	Id.	678	8 85	2 80	11 65	14
Vallon	Allier . . .	Id.	693	9 85	3 —	12 85	14
Vannes . . .	Morbihan . .	Id.	952	11 20	3 65	14 85	16
Varades	Loire-Infér. .	Id.	771	9 70	3 20	12 90	14
Varennes-s/L. .	Maine-et-L. .	Id.	676	9 30	2 90	12 20	14
Vars.	Charente. . .	Id.	721	11 40	3 30	14 70	15
Vayres.	Gironde . . .	Id.	932	12 35	3 60	15 95	15
Vernou (ville) .	Indre-et-L. .	Id.	610	8 70	2 75	11 45	13
Versannes . . .	Dordogne . .	Id.	907	12 35	3 50	15 85	15
Vieille (ville) .	Creuse. . . .	Id.	777	10 80	3 15	13 95	14
Vierzon (ville) .	Cher	Id.	590	8 40	2 70	11 10	13
Villfranche. . .	Allier	Id.	746	10 35	3 10	13 45	14
Villefranche de B.	Dordogne . .	Id.	978	13 —	3 70	16 70	16
Villefranche de R.	Aveyron. . .	La F.-Gray.	1058	13 40	3 70	17 10	18
Villeneuve . . .	Allier	Id.	1069	13 60	3 70	17 30	18
Villeperdue. . .	Indre-et-L. .	La F.-Paris.	644	9 15	2 85	12 —	13
Vindrac.	Tarn.	La F.-Gray.	1012	12 80	3 70	16 50	18
Viviez	Aveyron. . .	La F.-Paris.	1062	14 15	4 15	18 30	17
Vivonne	Vienne . . .	Id.	740	8 50	3 10	11 60	14
Vouvray	Indre-et-L. .	Id.	613	8 70	2 80	11 50	13

(1) Voir la note au bas de la page 25.

RÉSEAU DU CHEMIN DE FER DU MIDI

(pour le prix de l'eau voir page 23).

DESTINATIONS.	DÉPARTÉMENTS.	STATION D'EXPÉDITION de la Cie de l'Est.	DISTANCES en kilomètres.	PRIX du TRANS-PORT. 50 hout. 100 kil.	RETOUR d'ar-gent. (1).	TOTAL.	Délais (jours francs).
				fr. c.	fr. c.	fr. c.	
Agde	Hérault . . .	La F.-Gray.	739	10 —	3 10	13 10	14
Agen	Lot-et-Garnne	Id.	1056	12 10	3 75	15 85	16
Aiguillon . . .	Id. . .	Id.	1084	12 45	3 80	16 25	16
Aire	Landes . . .	La F.-Paris.	1163	15 25	4 20	19 45	19
Alzonne	Aude	La F.-Gray.	859	11 05	3 25	14 30	14
Andrest	Hautes-Pyr.	La F.-Paris.	1220	16 05	4 35	20 40	19
Arbanats . . .	Gironde . . .	La F.-Gray.	1177	12 60	4 —	16 60	17
Arcachon . . .	Gironde . . .	La F.-Paris.	1039	13 50	3 95	17 45	18
Arengosse . . .	Landes . . .	Id.	1102	14 40	4 05	18 45	18
Argagnon . . .	Basses-Pyr. .	Id.	1185	15 45	4 25	19 70	19
Artix	Id.	Id.	1196	15 60	4 30	19 90	19
Auterive. . . .	Hte-Garonne.	La F.-Gray.	963	12 10	3 50	15 60	15
Avignonet . . .	Id.	Id.	895	11 35	3 35	14 70	15
Bagnères-de-B.	Hautes-Pyr.	La F.-Paris.	1252	16 50	4 40	20 90	20
Baigt	Basses-Pyr. .	Id.	1168	15 25	4 20	19 45	19
Barsac.	Gironde . . .	La F.-Gray.	1158	12 60	4 —	16 60	17
Bayonne. . .	Basses-Pyr. .	La F.-Paris.	1182	15 50	4 25	19 75	17
Bazière	Hte-Garonne.	La F.-Gray.	912	11 60	3 40	15 —	15
Beautiran . . .	Gironde. . .	Id.	1173	12 60	4 05	16 65	17
Bessan	Hérault . . .	Id.	747	10 10	3 10	13 20	14
Béziers . . .	Id.	Id.	759	10 25	3 10	13 35	14
Biard	Gironde . . .	La F.-Paris	1013	13 15	3 95	17 10	18
Biarritz	Basses-Pyr. .	Id.	1192	15 65	4 25	19 90	19
Bordeaux S.-J.	Gironde . .	Id.	974	12 50	3 70	16 20	15
Boucan	Landes . . .	Id.	1178	15 45	4 25	19 70	19
Boussens . . .	Hte-Garonne.	La F.-Gray.	996	12 55	3 60	16 15	16
Bram	Aude	Id.	864	11 10	3 25	14 35	15
Buglose . . .	Landes . . .	La F.-Paris.	1025	14 75	4 10	18 85	18
Cadaujac . . .	Gironde . .	La F.-Gray.	1183	12 60	4 05	16 65	17
Canaulay . . .	Id.	La F.-Paris.	1016	13 20	3 95	17 15	18
Capendu. . . .	Aude	La F.-Gray.	826	10 95	3 15	14 10	14
Carbonne . . .	Hte-Garonne.	Id.	972	12 20	3 55	15 75	15
Carcassonne.	Aude	Id.	844	10 95	3 20	14 15	14
Castelnau . . .	Hautes-Pyr.	La F.-Paris.	1137	15 60	4 25	19 85	19
Castelnaudary .	Aude	La F.-Gray.	880	11 25	3 30	14 55	15
Castelnau-d'Es.	Hte-Garonne.	Id.	956	11 75	3 50	15 25	15
Castelsarrasin .	Tarn-et-Gar.	Id.	1004	11 90	3 60	15 50	16
Caudot.	Gironde . . .	La F.-Paris.	1035	13 45	3 95	17 40	18
Caudrot . . .	Id.	La F.-Gray.	1140	12 60	3 95	16 55	17
Caussade . . .	Hautes-Pyr.	La F.-Paris.	1197	15 70	4 30	20 —	19

(1) Voir la note au bas de la page 25.

DESTINATIONS.	DÉPARTEMENTS.	STATION D'EXPÉDITION de la Cⁱᵉ de l'Est.	DISTANCES en kilomètres.	PRIX du TRANS-PORT. 50 bout. 100 kil.	RETOUR d'argent. (1).	TOTAL.	Délais (jours francs).
				fr. c.	fr. c.	fr. c.	
Cazères-s.-Ad.	Landes . . .	La F-.Paris.	1152	15 10	4 15	19 25	19
Cazères-s.-Gar.	Hᵗᵉ-Garonne.	La F.-Gray.	986	12 40	3 55	15 95	15
Cérons.	Gironde . .	Id.	1161	12 60	4 —	16 60	17
Cintegabelle. .	Hᵗᵉ-Garonne.	Id.	970	12 15	3 50	15 65	15
Clermont-l'Hér.	Hérault . . .	Id.	781	10 60	3 10	13 70	14
Colayrac. . . .	Lot-et-Garⁿⁿᵉ	Id.	1061	12 30	3 75	16 05	16
Coursan	Aude	Id.	779	10 55	3 10	13 65	14
Dax.	Landes . . .	La F.-Paris.	1031	14 80	4 10	18 90	19
Dieupentale . .	Tarn-et-Gar.	La F.-Gray.	966	11 85	3 50	15 35	15
Escalquens . .	Hᵗᵉ-Garonne.	Id.	921	11 60	3 40	15 —	15
Facture	Gironde . . .	La F.-Paris.	1021	13 25	3 95	17 20	18
Fauguerolles. .	Lot-et-Garⁿⁿᵉ	La F.-Gray.	1103	12 55	3 80	16 35	16
Florensac . . .	Hérault . . .	Id.	750	10 15	3 10	13 25	14
Floure.	Aude . . .	La F.-Gray.	831	10 95	3 05	14 —	14
Foix	Ariége . . .	Id.	1012	12 75	3 65	16 40	16
Fourtic	Lot-et-Garⁿⁿᵉ	Id.	1070	12 35	3 75	16 10	16
Gazinet	Gironde . . .	La F.-Paris.	995	12 90	3 95	16 85	18
Gironde . . .	Id. . . .	La F.-Gray.	1136	12 60	3 95	16 55	18
Grenade . . .	Landes . . .	La F.-Paris.	1145	15 —	4 15	19 15	19
Grisolles. . . .	Tarn-et-Gar.	La F.-Gray.	962	11 80	3 50	15 30	15
Gujan-Mestra .	Gironde . . .	La F.-Paris.	1030	13 40	3 95	17 35	18
Habas	Landes . . .	Id.	1152	15 05	4 15	19 20	19
Hendaye. . . .	Basses-Pyr. .	Id.	1218	16 —	4 35	20 35	19
Hume (la) . . .	Gironde . . .	Id.	1034	13 45	3 95	17 40	18
Irun	Espagne. . .	Id.	1220	16 05	4 35	20 40	19
Labatut	Hautes-Pyr. .	Id.	1171	15 30	4 20	19 50	19
Labenne. . . .	Landes . . .	Id.	1169	15 35	4 20	19 55	19
Labouheyre . .	Id.	Id.	1073	14 —	4 —	18 —	18
Lacourtensourt	Hᵗᵉ-Garonne.	La F.-Gray.	941	11 70	3 45	15 15	15
Lacq	Basses-Pyr.	La F.-Paris.	1191	15 50	4 25	19 75	19
Laluque	Landes . . .	Id.	1118	14 65	4 10	18 75	18
Lamagistère . .	Tarn-et-Gar.	La F.-Gray.	1046	12 10	3 70	15 80	16
Lamothe-Landerron	Gironde . . .	Id.	1124	12 60	3 90	16 50	18
Lamothe. . . .	Id. . . .	La F.-Paris.	1024	13 30	3 95	17 25	18
Langon	Id.	La F.-Gray.	1149	12 60	3 95	16 55	18
Lavilledieu . .	Tarn-et-Gar.	Id.	996	11 90	3 60	15 50	16
Lescar.	Basses-Pyr. .	La F.-Paris.	1210	15 75	4 30	20 05	19
Leucate	Aude	La F.-Gray.	818	11 05	3 15	14 20	14
Lézignan . . .	Id.	Id.	807	10 90	3 10	14 —	14
Lodève	Hérault . . .	Id.	799	10 85	3 10	13 95	14
Longages . . .	Hᵗᵉ-Garonne.	Id.	964	12 10	3 50	15 60	15
Malause	Tarn-et-Gar.	Id.	1023	12 10	3 65	15 75	16
Marcheprime .	Gironde . . .	La F.-Paris.	1010	13 10	3 95	17 05	18
Marcorignan .	Aude	La F.-Gray.	797	10 70	3 10	13 80	14

(1) Voir la note au bas de la page 25.

DESTINATIONS.	DÉPARTEMENTS.	STATION D'EXPÉDITION. de la Cie de l'Est.	DISTANCES en kilomètres.	PRIX du TRANS-PORT. 50 bout. 100 kil.		RETOUR d'ar-gent (1).		TOTAL.		Délais (jours francs)
				fr.	c.	fr.	c.	fr.	c.	
Marmande. . .	Lot-et-Garᵘⁿᵉ	La F.-Gray.	1112	12	60	3	85	16	45	18
Martres–Tolos.	Hᵗᵉ-Garonne.	Id.	992	12	40	3	60	16	—	16
Mas-Sᵗ-Puelles.	Aude	Id.	885	11	30	3	30	14	60	15
Maubourguet .	Hautes-Pyr.	La F.-Paris.	1204	15	80	4	30	20	10	19
Mimbaste . .	Landes . . .	Id.	1144	14	95	4	15	19	10	19
Mios.	Gironde . . .	Id.	1006	13	05	3	95	17	—	18
Miremont . . .	Hᵗᵉ-Garonne.	La F.-Gray.	958	12	—	3	50	15	50	15
Moissac	Tarn-et-Gar.	Id.	1014	11	90	3	65	15	55	16
Montauban .	Id.	Id.	985	11	85	3	55	15	40	15
Montbartier . .	Id.	Id.	973	11	85	3	55	15	40	15
Mont-de-Mar.	Landes . . .	La F.-Paris.	1131	14	45	4	10	18	55	19
Montgaillard. .	Hautes-Pyr. .	Id.	1244	16	40	4	40	20	80	19
Montlaur . . .	Hᵗᵉ-Garonne.	La F.-Gray.	916	11	60	3	40	15	10	15
Montréjeau . .	Id.	Id.	1034	13	05	3	70	16	75	16
Morceux. . . .	Landes . . .	La F.-Paris.	1093	14	10	4	05	18	15	18
Moux	Aude . . .	La F.-Gray.	818	10	95	3	15	14	10	14
Muret	Hᵗᵉ-Garonne.	ld.	951	11	90	3	45	15	35	15
Narbonne . .	Aude	ld.	785	10	60	3	10	13	70	14
Nicole	Lot-et-Garᵘⁿᵉ	Id.	1088	12	50	3	80	16	30	17
Nissan.	Hérault . . .	Id.	769	10	40	3	10	13	50	14
Nouvelle (la). .	Aude	Id.	806	10	80	3·	10	13	90	14
Orthez.	Basses-Pyr. .	La F.-Paris.	1177	15	35	4	25	19	60	19
Pamiers	Ariége . . .	La F.-Gray.	995	12	50	3	60	16	10	16
Pau.	Gironde . . .	La F.-Paris.	1214	15	80	4	30	20	10	19
Paulhan	Hérault . . .	La F.-Gray.	770	10	45	3	10	13	55	14
Perpignan.	Pyr. - Orient.	Id.	848	11	50	3	20	14	70	14
Pessac.	Gironde . . .	La F.-Paris.	988	12	80	3	95	16	75	18
Pexiora	Aude	La F.-Gray.	871	11	15	3	25	14	40	15
Peyrehorade. .	Landes . . .	La F.-Paris.	1180	15	40	4	25	19	65	19
Pezenas	Hérault . . .	La F.-Gray.	759	10	25	3	10	13	35	14
Pezens	Aude	Id.	852	11	—	3	25	14	25	10
Pierroton . . .	Gironde . . .	La F.-Paris.	1001	13	—	3	95	16	95	18
Pins-Justaret. .	Hᵗᵉ-Garonne.	La F.-Gray.	948	11	85	3	45	15	30	15
Podensac . . .	Gironde . . .	Id.	1164	12	60	4	—	16	60	18
Portets	Id.	Id.	1171	12	60	4	05	16	65	18
Portet-Sᵗ-Simon	Hᵗᵉ-Garonne.	Id.	942	11	75	3	45	15	20	15
Port-Sᵗᵉ-Marie .	Lot-et-Garᵘⁿᵉ	Id.	1075	12	40	3	75	16	15	17
Preignac . . .	Gironde . . .	ld.	1154	12	60	4	—	16	60	18
Puyoo	Basses-Pyr. .	La F.-Paris.	1162	15	15	4	20	19	35	19
Réole (la) . . .	Gironde . . .	La F.-Gray.	1131	12	60	3	90	16	50	18
Rion.	Landes . . .	La F.-Paris.	1106	14	45	4	10	18	55	18
Riscle	Gers	Id.	1179	15	45	4	25	19	70	19
Rivesaltes . . .	Pyr. - Orient.	La F.-Gray.	840	11	40	3	20	14	60	14
Rivière	Landes . . .	La F.-Paris.	1140	14	95	4	15	19	10	19

(1) Voir la note au bas de la page 25.

DESTINATIONS.	DÉPARTEMENTS.	STATION D'EXPÉDITION de la Cⁱᵉ de l'Est.	DISTANCES en kilomètres.	PRIX du TRANS- PORT. 50 bout. 100 kil.	RETOUR d'ar- gent. (1).	TOTAL.	Délais (jours francs).
				fr. c.	fr. c.	fr. c.	
Sainte-Bazeille.	Lot-et-Garⁿⁿᵉ	La F.-Gray.	1119	12 60	3 85	16 45	18
Saint-Gaudens.	Hᵗᵉ-Garonne.	Id.	1021	12 90	3 65	16 55	16
Saint Geours. .	Landes . . .	La F.-Paris.	1150	15 05	4 15	19 20	19
Sᵗ-Jean-de-Luz.	Basses-Pyr. .	Id.	1205	15 75	4 30	20 05	19
Saint-Julien. .	Hᵗᵉ-Garonne.	La F.-Gray.	979	12 30	3 55	15 85	15
Saint-Macaire .	Gironde . . .	Id.	1147	12 60	3 95	16 55	18
Sᵗ-Martin-d'On.	Landes . . .	La F.-Paris.	1118	14 45	4 10	18 55	18
Saint-Martory .	Hᵗᵉ-Garonne.	La F.-Gray.	1002	12 60	3 60	16 20	16
Sᵗ-Médard-d'E.	Gironde . . .	Id.	1178	12 60	4 05	16 65	18
Saint-Nicolas .	Lot-et-Garⁿⁿᵉ	Id.	1042	12 10	3 70	15 80	17
Sᵗ-Pierre-d'Aur.	Gironde . . .	Id.	1143	12 60	3 95	16 55	18
Saint-Thibéry .	Hérault . . .	Id.	753	10 20	3 10	13 30	13
Saint-Vincent .	Landes . . .	La F.-Paris.	1156	15 15	4 20	19 35	19
Salces	Pyr.-Orient..	La F.-Gray.	831	11 25	3 15	14 40	14
Salles	Gironde . . .	La F.-Paris.	1046	13 60	3 95	17 55	18
Saubusse . . .	Landes . . .	Id.	1146	15 —	4 15	19 15	19
Sauveterre. . .	Lot-et-Garⁿⁿᵉ	La F.-Gray.	1047	12 10	3 70	15 80	17
Saverdun. . . .	Ariége . . .	Id.	979	12 30	3 55	15 85	15
Segala.	Aude	Id.	890	11 30	3 30	14 60	15
Solferino . . .	Landes . . .	La F.-Paris.	1080	14 05	4 —	18 05	18
Tarbes.	Hautes-Pyr..	Id.	1230	16 15	4 35	20 50	19
Teich (le) . . .	Gironde . . .	Id.	1026	13 35	3 95	17 30	18
Teste (la) . . .	Id.	Id.	1036	13 45	3 95	17 40	18
Tonneins . .	Lot-et-Garⁿⁿᵉ.	La F.-Gray.	1095	12 50	3 80	16 30	17
Toulouse. . .	Hᵗᵉ-Garonne.	Id.	934	11 60	3 45	15 05	15
Trèbes.	Aude	Id.	837	10 95	3 20	14 15	14
Urt	Basses-Pyr. .	La F.-Paris.	1197	15 60	4 30	19 90	19
Valence-d'Agen	Tarn-et-Gar.	La F.-Gray.	1030	12 10	3 65	15 75	16
Varilhes	Ariége . . .	Id.	1004	12 65	3 60	16 25	16
Venergue-le-V.	Hᵗᵉ-Garonne.	Id.	953	11 90	3 50	15 40	15
Vernet-d'Ariége	Ariége. . . .	Id.	986	12 40	3 55	15 95	15
Vic-en-Bigorre.	Hautes-Pyr..	La F.-Paris.	1212	15 95	4 30	20 25	19
Villedaigne . .	Aude	La F.-Gray.	799	10 75	3 10	13 85	14
Villefranche de L.	Hᵗᵉ-Garonne.	Id.	902	11 40	3 35	14 75	15
Villeneuve-l.-B.	Hérault . . .	Id.	754	10 20	3 10	13 30	14
Villenouvelle .	Hᵗᵉ-Garonne.	Id.	908	11 55	3 35	14 90	15
Ychoux	Landes . . .	La F.-Paris.	1060	13 80	3 95	17 75	18
Ygos.	Id.	Id.	1109	14 45	4 05	18 50	18

(1) Voir la note au bas de la page 25.

RÉSEAU DES CHEMINS DE FER PARIS-LYON-MÉDITERRANÉE

(pour le prix de l'eau voir page 23),

DESTINATIONS.	DÉPARTEMENTS.	STATION D'EXPÉDITION. de la Cie de l'Est.	DISTANCES en kilomètres.	PRIX du TRANS-PORT. 50 bout. 100 kil.	RETOUR d'ar-gent (1).	TOTAL.	Débits (jours francs).
				fr. c.	fr. c.	fr. c.	
Aigueperse . .	Puy-de-Dôme	La F.-Gray.	566	9 25	2 50	11 75	11
Aigues-vives .	Gard	Id.	656	9 50	2 70	12 20	12
Aisy	Yonne. . . .	Id.	259	5 70	1 70	7 40	8
Aix	B.-du-Rhône	Id.	707	9 50	2 85	12 35	12
Alais	Gard	Id.	682	9 50	2 80	12 30	12
Albenac (l') . .	Isère	Id.	468	7 95	2 25	10 20	10
Alixan	Drôme . . .	Id.	465	7 75	2 25	10 —	10
Ambérieu . . .	Ain	Id.	345	6 65	1 90	8 55	10
Ambronay . . .	Id. . . .	Id.	338	6 55	1 90	8 45	9
Ancy-le-Franc .	Yonne. . . .	Id.	273	5 90	1 75	7 65	9
Andancette . .	Drôme . . .	Id.	425	7 20	2 15	9 35	10
Andelot	Jura.	Id.	225	5 10	1 60	6 70	8
Andrézieux . .	Loire	Id.	430	7 35	2 25	9 60	10
Anse	Rhône. . . .	Id.	329	6 10	1 90	8 —	9
Antibes	Alpes-Marit.	Id.	913	11 50	3 35	14 85	14
Arbois.	Jura.	Id.	209	4 90	1 60	6 50	8
Arcs (les) . . .	Var	Id.	845	11 25	3 20	14 45	13
Arc-Senans . .	Doubs. . . .	Id.	194	4 65	1 60	6 25	8
Arfeuilles . . .	Allier	Id.	507	8 40	2 35	10 75	10
Arles	B.-du-Rhône	Id.	623	9 50	2 65	12 15	11
Artemare . . .	Ain.	Id.	386	7 20	2 05	9 25	9
Arvant.	Haute-Loire .	Id.	632	10 15	2 65	12 80	11
Aubagne. . . .	B.-du-Rhône	Id.	727	9 70	2 90	12 60	12
Aurec	Haute-Loire .	Id.	439	7 75	2 15	9 90	10
Auxerre	Yonne. . . .	La F.-Monter.	410	6 40	2 —	8 40	9
Auxonne. . . .	Côte-d'Or . .	La F.-Gray.	154	4 20	1 60	5 80	8
Avignon . . .	Vaucluse . .	Id.	539	9 15	2 55	11 70	11
Balbigny . . .	Loire	Id.	464	7 80	2 20	10 —	10
Ballancourt . .	Seine-et-Oise	La F.-Monter.	411	6 40	2 —	8 40	9
Bandol	Var	La F.-Gray.	760	10 10	2 95	13 05	12
Barbentanne. .	B.-du-Rhône	Id.	594	9 20	2 55	11 75	11
Baulme-la-R. .	Côte-d'Or . .	Id.	199	4 85	1 60	6 45	8
Baume-les-D. .	Doubs. . . .	Id.	210	5 —	1 60	6 60	8
Beaucaire . . .	Gard	Id.	614	9 45	2 60	12 05	11
Beaufort. . . .	Jura.	Id.	265	5 65	1 70	7 35	8
Beaune	Côte-d'Or . .	Id.	214	5 05	1 60	6 65	8
Beaurepaire . .	Isère	Id.	420	7 30	2 10	9 40	10
Bédarrides. . .	Vaucluse . .	Id.	574	8 95	2 50	11 45	11
Bellegarde. . .	Ain	Id.	427	7 80	2 15	9 95	10
Belleville . . .	Rhône. . . .	Id.	310	5 95	1 85	7 80	9

(1) Voir la note au bas de la page 25.

DESTINATIONS.	DÉPARTEMENTS.	STATION D'EXPÉDITION de la Cie de l'Est.	DISTANCES en kilomètres.	PRIX du TRANSPORT. 50 bout. 100 kil.	RETOUR d'argent (1).	TOTAL.	Délais (jours francs).
				fr. c.	fr. c.	fr. c.	
Bellevue. . . .	Loire	La F.-Gray.	419	7 20	2 10	9 30	10
Berre	B.-du-Rhône	Id.	677	9 50	2 75	12 25	12
Besançon . .	Doubs. . . .	Id.	177	4 55	1 60	6 15	8
Bessay.	Allier . . .	La F.-Monter.	586	8 85	2 45	11 30	10
Blaisy-Bas . .	Côte-d'Or . .	La F.-Gray.	304	4 90	1 60	6 50	8
Blanzy.	Saône-et-L. .	Id.	268	5 80	1 75	7 55	9
Bois-le-Roi . .	Seine-et-Mar.	La F.-Monter.	342	5 45	2 —	7 45	9
Bonnard. . . .	Yonne. . . .	Id.	395	6 20	2 —	8 20	9
Bonny	Loiret. . . .	Id.	437	6 75	2 05	8 80	9
Boujeailles . .	Doubs. . . .	La F.-Gray.	237	5 25	1 65	6 90	8
Bourg	Ain	Id.	314	6 20	1 85	8 05	9
Bourgoin . .	Isère	Id.	400	7 —	2 05	9 05	10
Bourron . . .	Seine-et-M. .	La F.-Monter.	342	5 40	2 —	7 40	9
Boutigny . .	Seine-et-Oise	Id.	424	6 60	2 05	8 65	9
Brassac . . .	Puy-de-Dôme	La F.-Gray.	627	10 10	2 65	12 75	11
Breuil (le) . .	Id.	Id.	616	9 95	2 60	12 55	11
Briare	Loiret. . . .	La F.-Monter.	424	6 60	2 05	8 65	9
Brienon . . .	Yonne. . . .	Id.	402	6 25	2 —	8 25	9
Brignoud . .	Isère	La F.-Gray.	499	8 40	2 30	10 70	10
Brioude	Haute-Loire.	Id.	632	10 15	2 65	12 80	11
Brunoy . . .	Seine-et-Oise	La F.-Monter.	372	5 85	2 —	7 85	9
Byans	Doubs. . . .	La F.-Gray.	192	4 65	1 60	6 25	8
Calissane . .	B.-du-Rhône.	Id.	669	9 50	2 75	12 25	12
Cannes . . .	Alpes-Marit.	Id.	902	11 50	3 35	14 85	14
Carnoules . .	Var	Id.	811	10 75	3 10	13 85	13
Carpentras. .	Vaucluse . .	Id.	595	9 25	2 55	11 80	11
Cassis	B.-du-Rhône.	Id.	736	9 80	2 90	12 70	12
Cendre (le) . .	Puy-de-Dôme	Id.	583	9 50	2 50	12 —	11
Cessieu . . .	Isère	Id.	409	7 15	2 10	9 25	10
Cesson	Seine-et-M. .	La F.-Monter.	355	5 60	2 —	7 60	9
Cette	Hérault . . .	La F.-Gray.	714	9 50	2 85	12 35	12
Cézy.	Yonne. . . .	La F. Monter.	377	5 95	2 —	7 95	9
Chabons . . .	Isère	La F.-Gray.	437	7 55	2 15	9 70	10
Chagny	Saône-et-L. .	Id.	228	5 25	1 65	6 90	8
Chalon-s/S.	Id.	Id.	228	5 25	1 65	6 90	8
Chambéry . . .	Haute-Savoie	Id.	541	8 95	2 40	11 35	11
Chambon (le) .	Loire	Id.	426	7 30	2 15	9 45	10
Champvans . .	Jura.	Id.	165	4 35	1 60	5 95	8
Chancy	Ain	Id.	431	8 —	2 15	10 15	10
Charenton . . .	Seine	La F.-Paris.	391	5 95	2 20	8 15	13
Charité (la) . .	Nièvre . . .	La F.-Monter.	487	7 45	2 20	9 65	10
Chasse.	Isère	La F.-Gray.	379	6 65	2 —	8 65	9
Châteauneuf. .	Drôme . . .	Id.	517	8 30	2 35	10 65	10
Châtelay. . . .	Jura.	Id.	188	4 65	1 60	6 25	8

(1) Voir la note au bas de la page 25.

DESTINATIONS.	DÉPARTEMENTS.	STATION D'EXPÉDITION. de la Cie de l'Est.	DISTANCES en kilomètres.	PRIX du TRANSPORT.. 50 bout. 100 kil.		RETOUR d'argent (1).		TOTAL.		Délais (jours francs).
				fr.	c.	fr.	c.	fr.	c.	
Châtillon-sur-L.	Loiret	La F.-Monter.	429	6	65	2	05	8	70	9
Châtillon sur-S.	Côte-d'Or . .	La F.-Gray.	287	6	10	2	80	8	90	9
Cheilly.	Saône-et-L. .	Id.	235	5	35	1	60	6	95	8
Chemilly . . .	Yonne. . . .	La F.-Monter.	399	6	25	2	—	8	25	9
Chomérac . . .	Ardèche. . .	La F.-Gray.	504	8	15	2	35	10	50	10
Ciotat (la). . .	B.-du-Rhône.	Id.	716	9	90	2	95	12	85	12
Clapier (le) . .	Loire	Id.	417	7	15	2	10	9	25	10
Clermont-Ferrd	Puy-de-Dôme	Id.	572	9	30	2	50	11	80	11
Clerval.	Doubs. . . .	La F.-Belfort.	217	4	85	1	65	6	50	8
Coligny	Ain	La F.-Gray.	289	6	—	1	80	7	80	9
Collonges . . .	Ain	Id.	438	7	95	2	15	10	10	10
Collonges . . .	Côte-d'Or . .	Id.	156	4	25	1	60	5	85	8
Collonges-Fonte	Rhône. . . .	Id.	347	6	25	1	95	8	20	9
Colombier-Fonte	Doubs. . . .	La F.-Belfort.	198	4	55	1	65	6	20	8
Combs-la-Ville.	Seine-et-M. .	La F.-Monter.	367	5	80	2	—	7	80	9
Corbeil	Seine-et-Oise	Id.	397	6	20	2	—	8	20	9
Corgoloin . . .	Côte-d'Or . .	La F.-Gray.	206	4	95	1	60	6	55	8
Cosne	Nièvre. . . .	La F.-Monter.	452	7	—	2	10	9	10	9
Coteau (le). . .	Loire	La F.-Gray.	465	7	80	2	25	10	05	10
Côte-St-André .	Isère	Id.	436	7	50	2	15	9	65	10
Coudes	Puy-de-Dôme	Id.	597	9	65	2	55	12	20	11
Courthezon . .	Vaucluse . .	Id.	569	8	90	2	50	11	40	11
Cousance . . .	Jura.	Id.	271	5	70	1	75	7	45	9
Couzon	Rhône. . . .	Id.	346	6	25	1	90	8	15	9
Couzon	Loire	Id.	392	6	80	2	05	8	85	9
Crêches	Saône-et-L. .	Id.	294	5	80	1	80	7	60	9
Créchy.	Allier	Id.	538	8	85	2	40	11	25	11
Croisière (la) .	Vaucluse . .	Id.	531	8	55	2	40	10	95	11
Cuers	Var	Id.	700	10	60	3	05	13	65	13
Cuiseaux . . .	Saône-et-L. .	Id.	275	5	80	1	75	7	55	9
Culoz	Ain	Id.	394	7	35	2	05	9	40	10
Dannemarie . .	Doubs. . . .	Id.	177	4	55	1	60	6	15	8
Darcey.	Côte-d'Or . .	Id.	227	5	25	1	65	6	90	8
Dijon.	Id.	Id.	177	4	65	1	60	6	25	8
Dôle.	Jura.	Id.	169	4	40	1	60	6	—	8
Domblans . . .	Id.	Id.	237	5	25	1	65	6	90	8
Domène	Isère	Id.	489	8	25	2	30	10	55	10
Donzère	Drôme . . .	Id.	522	8	35	2	35	10	70	11
Draguignan . .	Var	Id.	857	11	40	3	20	14	60	13
Draveil . . .	Seine-et-Oise	La F.-Monter.	382	6	—	2	—	8	—	9
Entraigues. . .	Vaucluse . .	La F.-Gray.	583	9	10	2	50	11	60	11
Épinouze . . .	Drôme . . .	Id.	420	7	25	4	10	11	35	10
Estaque (l') . .	B.-du-Rhône	Id.	699	9	50	2	80	12	30	12
Étoile	Drôme . . .	Id.	473	7	75	2	25	10	—	10

(1) Voir la note au bas de la page 25.

DESTINATIONS.	DÉPARTEMENTS.	STATION D'EXPÉDITION. de la Cie de l'Est.	DISTANCES en kilomètres.	PRIX du TRANS- PORT. 50 bout. 100 kil.	RETOUR d'ar- gent (1).	TOTAL.	Délais (jours francs).
				fr. c.	fr. c.	fr. c.	
Évry.	Seine-et-Oise	La F.-Monter.	394	6 15	2 —	8 15	9
Farlède-la-Crau	Var	La F.-Gray.	790	10 45	3 05	13 50	13
Ferrières . . .	Loiret	La F.-Monter.	367	5 80	2 —	7 80	9
Ferté-Alais (la)	Seine-et-Oise	Id.	417	6 50	2 —	8 50	9
Feurs	Loire	La F.-Gray.	455	7 70	2 20	9 90	10
Firminy	Id.	Id.	429	7 30	2 15	9 45	10
Flogny.	Yonne. . . .	Id.	308	6 35	1 85	8 20	9
Fons.	Gard	Id.	652	9 50	2 70	12 20	12
Fontainebleau .	Seine-et-M. .	La F.-Monter.	334	5 35	2 —	7 35	9
Fontaines . . .	Saône-et-L. .	La F.-Gray.	228	5 25	1 65	6 90	8
Fouillouse (la) .	Loire	Id.	424	7 25	2 10	9 35	10
Fouchambault .	Nièvre. . . .	La F.-Monter.	507	7 75	2 25	10 —	10
Fraisans. . . .	Jura. . . .	La F.-Gray.	184	4 65	1 60	6 25	8
Frasne.	Doubs. . . .	Id.	245	5 40	1 65	7 05	8
Fréjus	Var	Id.	867	4 50	3 25	7 75	13
Frontignan . .	Hérault . . .	Id.	707	9 50	2 85	12 35	12
Gannat	Allier . . .	Id.	555	9 10	2 45	11 55	11
Garde (la) . . .	Var	Id.	783	10 40	3 05	13 45	13
Gendrey . . .	Jura. . . .	Id.	183	4 60	1 60	6 20	8
Genève. . . .	Suisse. . . .	Id.	461	8 25	2 20	10 45	10
Genlis	Côte-d'Or . .	Id.	161	4 30	1 60	5 90	8
Gerzat.	Puy-de-Dôme	Id.	572	9 30	2 50	11 80	11
Gevingey . . .	Jura.	Id.	256	5 50	1 70	7 20	8
Gevrey.	Côte-d'Or . .	Id.	189	4 70	1 60	6 30	8
Gien.	Loiret	La F.-Monter.	414	6 45	2 —	8 45	9
Givors	Rhône. . . .	La F.-Gray.	369	6 60	2 —	8 60	9
Golfe-Jouan . .	Alpes-Marit.	Id.	908	11 50	5 35	16 85	14
Goncelin. . . .	Isère	Id.	509	8 55	2 35	10 90	10
Gonfaron . . .	Var	Id.	819	10 00	3 10	14 —	13
Grand-Contour.	Jura.	Id.	168	4 55	1 60	6 15	8
Grand-Croix . .	Loire	Id.	398	6 90	2 05	8 95	10
Grand-Lemps .	Isère	Id.	441	7 60	2 15	9 75	10
Grenoble . .	Id.	Id.	478	8 10	2 25	10 35	10
Grigny.	Rhône. . . .	Id.	374	6 55	2 —	8 55	9
Grive (la) . . .	Isère	Id.	396	6 95	2 05	9 —	10
Grozon	Jura.	Id.	216	4 95	1 60	6 55	8
Hauterive . . .	Drôme . . .	La F.-Monter.	592	8 95	2 45	11 40	11
Héricourt . . .	Haute-Saône	La F.-Belfort.	178	4 30	1 65	5 95	8
Heyrieu	Isère	La F.-Gray.	383	6 70	2 05	8 75	9
Hyères.	Var	Id.	786	10 45	3 05	13 50	13
Irigny	Rhône. . . .	Id.	367	6 45	2 —	8 45	9
Isle-s.-le-Doubs	Doubs. . . .	La F.-Belfort.	207	4 70	1 65	6 35	8
Issoire.	Puy-de-Dôme	La F.-Gray.	607	9 80	2 60	12 40	11
Izeaux.	Isère	Id.	441	7 60	2 15	9 75	10

(1) Voir la note au bas de la page 25.

3.

DESTINATIONS.	DÉPARTEMENTS.	STATION D'EXPÉDITION. de la Cie de l'Est.	DISTANCES en kilomètres.	PRIX du TRANSPORT. 50 bout. 100 kil.	RETOUR d'argent (1).	TOTAL.	Délais (jours francs).
				fr. c.	fr. c.	fr. c.	
Joigny. . . .	Yonne. . . .	La F.-Monter.	381	6 —	2 —	8 —	9
Joux (la). . . .	Jura.	La F.-Gray.	231	5 20	1 65	6 85	8
Juvisy	Seine-et-Oise	La F.-Monter.	387	6 05	2 —	8 05	9
Labarre	Jura. . . .	La F.-Gray.	177	4 55	1 60	6 15	8
Lachamp-C. . .	Drôme . . .	Id.	497	8 05	2 30	10 35	10
Laignes	Côte-d'Or . .	Id.	287	6 05	1 80	7 85	9
Laissey	Doubs. . . .	Id.	197	4 80	1 60	6 40	8
Lamarche . . .	Côte-d'Or . .	Id.	143	4 10	1 60	5 70	8
Lancey	Isère	Id.	495	8 35	2 30	10 65	10
Laumes (les). .	Côte-d'Or . .	Id.	235	5 35	1 65	7 —	8
Lezinnes. . . .	Yonne. . . .	Id.	282	6 —	1 75	7 75	9
Levade (la) . .	Gard	Id.	698	9 50	2 80	12 30	12
Leyment. . . .	Ain	Id.	350	6 65	1 95	8 60	9
Liesle	Doubs. . . .	Id.	199	4 65	1 60	6 25	8
Lieusaint . . .	Seine-et-M. .	La F.-Monter.	363	5 75	2 —	7 75	9
Livron.	Drôme . . .	La F.-Gray.	481	7 85	2 25	10 10	10
Lons-le-Saulnier	Jura.	Id.	250	5 40	1 70	7 10	8
Lorette	Loire	Id.	396	6 85	2 05	8 90	10
Loriol	Drôme . . .	Id.	484	7 90	2 25	10 15	10
Luc (le) . . .	Var	Id.	829	11 05	5 15	16 20	13
Lunel	Hérault . . .	Id.	663	9 50	2 75	12 25	12
Lyon (Vaise) .	Rhône. . . .	Id.	353	6 35	1 95	8 30	9
Mâcon.	Saône-et-L. .	Id.	287	5 75	1 80	7 55	9
Magny.	Côte-d'Or . .	Id.	166	4 40	1 60	6 —	8
Maisse.	Seine-et-Oise	La F.-Monter.	429	6 65	2 05	8 70	9
Malain.	Côte-d'Or . .	La F.-Gray.	197	4 80	1 60	6 40	8
Manduel. . . .	Gard	Id.	626	9 50	2 65	12 15	11
Mantoche . . .	Haute-Saône	Id.	123	3 80	1 60	5 40	8
Marches (les) .	Savoie . . .	Id.	532	8 85	2 40	11 25	11
Marcilloles. . .	Isère	Id.	430	7 40	2 15	9 55	10
Mars	Nièvre. . . .	La F.-Monter.	534	8 15	2 30	10 45	10
Marseille . .	B.-du-Rhône	La F.-Gray.	709	9 50	2 85	12 35	12
Martres (les). .	Puy-de-Dôme	Id.	587	9 55	2 55	12 10	11
Massiac	Cantal . . .	Id.	656	10 60	2 90	13 50	13
Melun	Seine-et-M. .	La F.-Monter.	349	5 55	2 —	7 55	9
Mennecy. . . .	Seine-et-Oise	Id.	405	6 30	2 —	8 30	9
Meursault . . .	Côte-d'Or . .	La F.-Gray.	222	5 15	1 60	6 75	8
Mèves	Nièvre. . . .	La F.-Monter.	480	7 35	2 15	9 50	10
Meximieu . . .	Ain	La F.-Gray.	358	6 65	1 95	8 60	9
Meyrin	Suisse. . . .	Id.	455	8 20	2 20	10 40	10
Mézériat . . .	Ain	Id.	314	6 05	1 85	7 90	9
Miramas. . . .	B.-du-Rhône	Id.	657	9 50	2 70	12 20	12
Miribel	Ain	Id.	375	6 65	2 —	8 65	9
Moirans	Jura.	Id.	460	7 85	2 20	10 05	10

(1) Voir la note au bas de la page 25.

DESTINATIONS.	DÉPARTEMENTS.	STATION D'EXPÉDITION de la Cie de l'Est.	DISTANCES en kilomètres.	PRIX du TRANS-PORT. 50 bout. 100 kil.	RETOUR d'ar-gent. (1).	TOTAL.	Délais (jours francs).
				fr. c.	fr. c.	fr. c.	
Mondragon . .	Vaucluse . .	La F.-Gray.	545	8 60	2 45	11 05	11
Monéteau . . .	Yonne. . . .	La F.-Monter.	404	6 30	2 —	8 30	9
Monistrol . . .	Haute-Loire.	La F.-Gray.	450	7 60	2 20	9 80	10
Montain	Jura.	Id.	243	5 35	1 65	7 —	8
Montargis . . .	Loiret. . . .	La F.-Monter.	478	5 95	2 —	7 95	9
Montbard . . .	Côte-d'Or . .	La F.-Gray.	249	5 55	1 70	7 25	8
Montbarrey . .	Jura.	Id.	183	4 60	1 60	6 20	8
Montbéliard.	Doubs. . . .	La F.-Belfort.	186	4 30	1 65	5 95	8
Montceau-l.-M.	Saône-et-L. .	La F.-Gray.	272	5 85	1 75	7 60	9
Montchanin . .	Id.	Id.	257	5 65	1 70	7 35	8
Monteignet . .	Allier	Id.	549	9 —	2 45	11 45	11
Montélimar . .	Drôme . . .	Id.	508	8 20	2 35	10 55	10
Monteux. . . .	Vaucluse . .	Id.	590	9 20	2 55	11 75	11
Montferrand . .	Doubs. . . .	Id.	183	4 60	1 60	6 20	8
Montigny . . .	Seine-et-M. .	La F.-Monter.	335	5 35	2 —	7 35	9
Montluel. . . .	Ain	La F.-Gray.	371	6 65	2 —	8 65	9
Montpellier .	Hérault . . .	Id.	687	9 50	2 80	12 30	12
Montrond . . .	Loire	Id.	445	7 55	2 15	9 70	10
Moret	Seine-et-M. .	La F.-Monter.	327	5 25	2 —	7 25	9
Mouchard . . .	Jura.	La F.-Gray.	200	4 75	1 60	6 35	8
Moulin-des-P..	Ain	Id.	296	6 05	1 80	7 85	9
Moulin-Galant .	Seine-et-Oise	La F.-Monter.	400	6 25	2 —	8 25	9
Moulin-Rouge .	Jura.	La F.-Gray.	177	4 55	1 60	6 15	8
Moulins	Allier	La F.-Monter.	573	8 65	2 40	11 05	10
Muy (le)	Var	La F.-Gray.	852	11 35	3 20	14 55	13
Nemours. . . .	Seine-et-M. .	La F.-Monter.	346	6 50	2 —	8 50	9
Ners.	Gard	La F.-Gray.	666	9 50	2 75	12 25	12
Neuville	Rhône. . . .	Id.	341	6 20	1 90	8 10	9
Nouvy-s.-Loire.	Nièvre. . . .	La F.-Monter.	442	6 85	2 05	8 90	9
Nevers.	Id.	Id.	513	7 85	2 25	10 10	10
Nice	Alpes-Marit.	La F.-Gray.	933	11 50	3 40	14 90	14
Nîmes	Gard	Id.	636	9 50	2 65	12 15	11
Nogent-s.-Vern.	Loiret. . . .	La F.-Monter.	395	6 20	2 —	8 20	9
Nozières. . . .	Gard	La F.-Gray.	660	9 60	2 70	12 30	12
Nuits-Ravières .	Yonne. . . .	Id.	267	5 80	1 75	7 55	8
Nuits-sous-B. .	Côte-d'Or . .	Id.	200	4 85	1 60	6 45	8
Ollioules-St-N.	Var	Id.	767	10 15	3 —	13 15	12
Orange	Vaucluse . .	Id.	560	8 80	2 45	11 25	11
Orchamps . . .	Jura.	Id.	177	4 55	1 60	6 15	8
Ougney	Id.	Id.	188	4 70	1 60	6 30	8
Oullins	Rhône. . . .	Id.	362	6 40	1 95	8 35	9
Pacaudière (la)	Loire	Id.	588	8 15	2 30	10 45	10
Palisse (la) . .	Allier	Id.	514	8 50	2 35	10 85	10
Passenans . . .	Jura.	Id.	232	5 20	1 65	6 85	8

(1) Voir la note au bas de la page 25.

DESTINATIONS.	DÉPARTEMENTS.	STATION D'EXPÉDITION. de la Cie de l'Est.	DISTANCES en kilomètres.	PRIX du TRANSPORT. 50 bout. ? 100 kil.	RETOUR d'argent (1).	TOTAL.	Délais (jours francs).
				fr. c.	fr. c.	fr. c.	
Pavillon (le). .	Nièvre . . .	La F.-Monter.	517	7 90	2 25	10 15	10
Péage (le) . . .	Isère	La F.-Gray.	410	7 —	2 —	9 —	10
Pertuizet (le). .	Loire	Id.	433	7 40	2 15	9 55	10
Pierrelatte. . .	Drôme . . .	Id.	530	8 45	2 40	10 85	11
Pignans	Var	Id.	814	10 80	3 10	13 90	13
Pise (la). . . .	Gard	Id.	695	9 50	2 80	12 30	12
Plaine (la) . . .	Suisse. . . .	Id.	446	8 05	2 20	10 25	10
Plombières . .	Côte-d'Or . .	Id.	182	4 60	1 60	6 20	8
Poinçon	Id.	Id.	287	6 10	1 80	7 90	9
Poliénas. . . .	Isère	Id.	466	7 90	2 25	10 15	10
Poligny	Jura.	Id.	221	5 05	1 60	6 65	8
Polliat.	Ain	Id.	314	6 15	1 85	8 —	9
Pontaillier. . .	Côte-d'Or . .	Id.	138	4 05	1 60	5 65	8
Pontanevaux. .	Saône-et-L. .	Id.	298	5 85	1 80	7 65	9
Pontarlier . . .	Doubs. . . .	Id.	262	5 60	1 70	7 30	8
Pontcharra . .	Isère	Id.	520	8 70	2 35	11 05	11
Pont-d'Ain. . .	Ain	Id.	353	6 50	1 90	8 40	9
Pont-de-l'Ane .	Loire	Id.	413	7 10	2 10	9 20	10
Pont-de-Lignon	Haute-Loire .	Id.	455	7 70	2 20	9 90	10
Pont-de-Vaux .	Saône-et-L. .	Id.	269	5 60	1 75	7 35	9
Pont-de-Veyle .	Ain	Id.	295	5 85	1 80	7 65	9
Pont-d'Héry . .	Jura.	Id.	220	5 05	1 60	6 65	8
Pontet (le) . . .	Vaucluse . .	Id.	583	9 05	2 50	11 55	11
Pontmort . . .	Puy-de-Dôme	Id.	572	9 30	2 50	11 80	11
Pont-sur-Yonne	Yonne. . . .	La F.-Monter.	337	5 35	2 —	7 35	9
Pougues. . . .	Nièvre. . . .	Id.	500	7 65	2 20	9 85	10
Pouilli-s.-Loire	Id.	Id.	474	7 30	2 15	9 45	10
Pouzin (le). . .	Ardèche. . .	La F.-Gray.	492	8 —	2 30	10 30	10
Privas (ville). .	Id.	Id.	513	8 30	2 35	10 65	10
Puget (le) . . .	Var	Id.	806	10 70	3 10	13 80	13
Pyrimont . . .	Ain	Id.	416	7 65	2 10	9 75	10
Ranchot. . . .	Jura	Id.	177	4 65	1 60	6 25	8
Rans	Id.	Id.	181	4 60	1 60	6 20	8
Renardière (la)	Loire	Id.	429	7 30	2 15	9 45	10
Ricamarie (la) .	Loire	Id.	423	7 25	2 10	9 35	10
Riom	Puy-de-Dôme	Id.	572	9 30	2 50	11 80	11
Ris-Orangis . .	Seine -et-Oise	La F.-Monter.	390	6 10	2 —	8 10	9
Rive-de-Gier. .	Loire	La F.-Gray.	493	6 85	2 05	8 90	10
Rives	Isère	Id.	443	7 60	2 15	9 75	10
Rivière (la) . .	Doubs. . . .	Id.	250	5 45	1 70	7 15	8
Roanne	Loire	Id.	465	7 80	2 25	10 05	10
Roche (la). . .	Doubs. . . .	Id.	187	4 60	1 60	6 20	8
Roche (la) . . .	Yonne. . . .	La F.-Monter.	391	6 10	2 —	8 10	9
Rochefort . . .	Jura	La F.-Gray.	176	4 50	1 60	6 10	8

(1) Voir la note au bas de la page 25.

DESTINATIONS.	DÉPARTEMENTS.	STATION D'EXPÉDITION de la Cie de l'Est.	DISTANCES en kilomètres.	PRIX du TRANS-PORT. 50 bout. 100 kil.	RETOUR d'ar-gent. (1).	TOTAL.	Délais (jours francs).
				fr. c.	fr. c.	fr. c.	
Roches (les) . .	Isère	La F.-Gray.	401	6 90	2 05	8 95	10
Rognac	B.-du-Rhône	Id.	682	9 50	3 75	13 27	12
Romanèche . .	Saône-et-L. .	Id.	303	5 90	1 80	7 70	9
Romans	Drôme . . .	Id.	465	7 75	2 25	10 —	10
Roquebrune . .	Var	Id.	858	11 45	3 20	14 65	13
Roquefavour. .	B.-du-Rhône	Id.	694	9 50	2 80	12 30	12
Rossillon . . .	Ain	Id	376	7 05	2 —	9 05	9
Saincaize . . .	Nièvre . . .	La F.-Monter.	523	7 95	2 25	10 20	10
Sainte-Agnès .	Jura.	La F.-Gray.	260	5 55	1 70	7 25	8
Saint-Amour. .	Jura.	Id.	284	4 90	1 75	6 65	9
St-André-le-Gaz	Isère	Id.	421	7 30	2 10	9 40	10
Saint–Bérain. .	Saône-et-L. .	Id.	245	5 50	1 65	7 15	8
Saint-Chamas .	B.-du-Rhône	Id.	661	9 50	2 70	12 20	12
Saint-Chamond	Loire	Id.	403	6 95	2 05	9 —	10
Saint-Cyr . . .	Var	Id.	752	10 —	2 95	12 95	12
St-Cyr-de-Fav.	Loire	Id.	465	7 80	2 25	10 05	8
Sainte-Colombe	Côte-d'Or . .	Id.	287	6 10	1 80	7 90	9
St-Étienne. .	Loire	Id.	414	7 10	2 10	9 20	10
Saint-Étienne-de-St-G.	Isère	Id.	441	7 60	2 15	9 75	10
St-Étienne-d.-B.	Ain	Id.	302	6 15	1 80	7 95	9
Saint Florentin	Yonne. . . .	La F.-Monter.	408	6 35	2 —	8 35	9
Saint-Fons. . .	Isère	La F.-Gray.	363	6 45	1 95	8 40	9
Saint-Galmier .	Loire	Id.	434	7 40	2 15	9 55	10
Saint-Geniès. .	Gard	Id.	617	9 50	2 70	12 20	12
Saint-George. .	Rhône. . . .	Id.	315	6 —	1 85	7 85	9
St-Gérand-le-P.	Allier	Id.	525	8 65	2 40	11 05	11
Saint-Germain.	Rhône . . .	Id.	328	6 10	1 90	8 —	9
St-Germ.-des-F.	Allier	Id.	531	8 75	2 40	11 15	11
St-Germ.-l'Esp.	Loire	Id.	478	8 —	2 25	10 25	10
Ste Hélène-du-L.	Isère	Id.	525	8 75	2 40	11 15	11
Saint-Imbert. .	Nièvre. . . .	La F.-Monter.	550	8 35	2 35	10 70	10
Saint-Jodard. .	Loire	La F.-Gray.	465	7 80	2 25	10 05	10
St-Julien-du-S.	Yonne. . . .	La F.-Monter.	370	5 85	2 —	7 85	9
St Julien-s.-d'H.	Saône-et-L. .	La F.-Gray.	253	5 60	1 70	7 30	8
Saint-Lattier .	Isère	Id.	468	7 90	2 25	10 15	10
Saint-Léger . .	Saône-et-L. .	Id.	241	5 45	1 65	7 10	8
Saint-Lothain .	Jura.	Id.	227	5 15	1 65	7 80	8
Saint-Louis . .	B.-du-Rhône	Id.	702	9 50	2 80	12 30	12
Saint-Mammès.	Seine-et-M. .	La F.-Monter	325	5 20	2 —	7 20	9
Saint-Marcel. .	B.-du-Rhône	La F.-Gray.	717	9 55	2 85	12 40	12
Saint-Marcellin.	Isère	Id.	468	7 95	2 25	10 20	10
St-Martin-d'Est.	Loire	Id.	497	8 25	2 30	10 55	10
St-Paul-les-R. .	Drôme . . .	Id.	468	7 85	2 25	10 10	10
St-Pierre-le-M.	Nièvre. . . .	La F.-Monter.	541	8 20	2 30	10 50	10

(1) Voir la note au bas de la page 25.

DESTINATIONS.	DÉPARTEMENTS.	STATION D'EXPÉDITION. de la Cie de l'Est.	DISTANCES en kilomètres.	PRIX du TRANS-PORT. 50 bout. 100 kil.	RETOUR d'ar-gent (1).	TOTAL.	Délais (jours francs)
				fr. c.	fr. c.	fr. c.	
Saint-Priest . .	Isère	La F.-Gray.	370	6 60	2 —	8 60	9
Saint-Quentin .	Id.	Id.	384	6 80	2 05	8 85	9
St-Rambert-d'A.	Drôme . . .	Id.	419	7 10	2 10	9 20	10
St-Rambert-B,	Ain	Id.	356	6 80	1 95	8 75	9
Saint-Raphaël .	Var	Id.	870	11 50	3 25	14 75	14
Saint-Remy . .	Allier	Id.	537	8 85	2 40	11 25	11
Saint-Robert. .	Isère . . .	Id.	472	8 —	2 25	10 25	10
Saint-Romain .	Rhône. . .	Id.	384	6 70	2 —	8 70	9
Saint-Vallier. .	Drôme. . .	Id.	432	7 25	2 15	9 40	10
Saint-Vit . . .	Doubs. . .	Id.	177	4 55	1 60	6 15	8
Salins	Jura. . . .	Id.	208	4 85	1 60	6 45	8
Sancerre. . .	Nièvre. . .	La F.-Monter.	465	7 10	2 15	9 25	10
Santenay . .	Côte-d'Or . .	La F.-Gray.	232	5 30	1 65	6 95	8
Sarliève . . .	Puy-de-Dôme	Id.	580	9 45	2 50	11 95	11
Satigny . . .	Suisse. . .	Id.	451	8 10	2 20	10 30	10
Saut-du-Loup .	Puy-de-Dôme	Id.	620	10 —	2 60	12 60	11
Sennecey-le-Gr.	Saône-et-L.	Id.	246	5 40	1 70	7 10	8
Sennevoy . .	Yonne. . .	Id.	279	5 95	1 75	7 70	9
Senozan . . .	Saône-et-L.	Id.	276	5 65	1 75	7 40	9
Sens.	Yonne. . .	La F.-Monter.	348	5 50	2 —	7 50	9
Sérézin . . .	Isère . . .	La F.-Gray.	373	6 60	2 —	8 60	9
Serves. . . .	Drôme . . .	Id.	438	7 30	2 15	9 45	10
Seyne (la) . .	Var	Id.	771	10 20	3 —	13 20	13
Seyssel . . .	Ain	Id.	409	7 55	2 10	9 65	10
Solliès-Pont .	Var	Id.	793	10 50	3 05	13 55	13
Solterre . . .	Loiret. . . .	La F.-Monter.	389	6 10	2 —	8 10	9
Sône (la) . .	Isère . . .	La F.-Gray.	468	7 95	2 25	10 20	10
Sorgues . . .	Vaucluse .	Id.	578	9 —	2 50	11 50	11
Souppes . . .	Seine-et-M. .	La F.-Monter.	357	5 65	2 —	7 65	9
Tain.	Drôme . . .	La F.-Gray.	446	7 40	2 20	9 60	10
Talmay . . .	Côte-d'Or . .	Id.	133	3 90	1 60	5 50	8
Tamaris . . .	Gard	Id.	683	9 50	2 80	12 30	12
Tanlay. . . .	Yonne. . . .	Id.	288	6 10	1 80	7 90	9
Tarascon . . .	B.-du-Rhône	Id.	610	9 40	2 60	12 —	11
Tenay	Ain	Id.	362	6 90	1 95	8 85	9
Tencin. . . .	Isère	Id.	505	8 45	2 35	10 80	10
Terrenoire. . .	Loire . . .	Id.	410	7 05	2 10	9 15	10
Thomery . . .	Seine-et-M. .	La F.-Monter.	330	5 25	2 —	7 25	9
Tonnerre . . .	Yonne. . . .	La F.-Gray.	296	6 20	1 80	8 —	9
Torpes. . . .	Doubs. . .	Id.	186	4 65	1 60	6 25	8
Toulon . . .	Var	Id.	776	10 30	3 —	13 30	13
Tour (la). . .	Rhône. . . .	Id.	372	6 55	2 —	8 55	9
Tour-du-Pin (la)	Isère	Id.	415	7 20	2 10	9 30	10
Tournus. . . .	Saône-et-L. .	Id.	255	5 50	1 70	7 20	8

(1) Voir la note au bas de la page 25.

DESTINATIONS.	DÉPARTEMENTS.	STATION D'EXPÉDITION. de la Cⁱᵉ de l'Est.	DISTANCES en kilomètres.	PRIX du TRANS- PORT. 50 bout. 100 kil.	RETOUR d'ar- gent (1).	TOTAL.	Délais (jours francs)
				fr. c.	fr. c.	fr. c.	
Trans	Var	La F.-Gray.	853	11 35	2 20	13 55	13
Trèves-Burel. .	Rhône. . .	Id.	388	6 75	2 05	8 80	9
Trévoux . . .	Id. . . .	Id.	333	6 15	1 90	8 05	9
Tullins. . . .	Isère . . .	Id.	461	7 85	2 25	10 10	10
Uchaud . . .	Gard . . .	Id.	649	9 50	2 70	12 20	12
Uchizy. . . .	Saône-et-L..	Id.	265	5 55	1 70	7 25	8
Valence . . .	Drôme . . .	Id.	465	7 65	2 20	9 85	10
Valergues . . .	Hérault . . .	Id.	669	9 50	2 75	12 25	12
Varennes-le-G.	Saône-et-L..	' Id.	238	5 35	1 65	7 —	8
Varennes-s.-All.	Allier	La F.-Monter.	601	9 05	2 45	11 50	11
Vaulx-Milieu. .	Isère . . .	La F.-Gray.	392	6 90	2 05	8 95	9
Vavrette-Tossiat	Ain	Id.	324	6 35	1 85	8 20	9
Velars	Côte-d'Or . .	Id.	186	4 65	1·60	6 25	8
Velaux	B.-du-Rhône	Id.	686	9 50	2 80	12 30	12
Vence-Cagnes .	Alpes-Marit.	Id.	922	11 50	3 40	14 90	14
Vendranges . .	Loire . . .	Id.	465	7 80	2 25	10 05	10
Venissieux. . .	Rhône. . .	Id.	365	6 50	1 95	8 45	9
Vernaison . . .	Id. . . .	Id.	371	6 50	2 —	8 50	9
Verpillière (la) .	Isère . . .	Id.	388	6 85	2 05	8 90	9
Verrey.	Côte-d'Or . .	Id.	213	5 05	1 60	6 65	8
Vichy	Allier . . .	La F.-Monter.	625	9 40	2 55	11 95	11
Vic-le-Comte .	Puy-de-Dôme	La F.-Gray.	590	9 55	2 55	12 10	11
Vic-Mireval .	Hérault . . .	Id.	700	9 50	2 80	12 30	12
Vidauban . . .	Var	Id.	839	11 15	3 15	14 30	13
Vienne	Isère . . .	Id.	382	6 75	2 05	8 80	9
Villars. . . .	Loire . . .	Id.	420	7 20	2 10	9 30	10
Villefranche . .	Rhône. . .	Id.	329	6 10	1 90	8 90	9
Villeneuve. . .	Hérault . . .	La F.-Gray.	694	9 50	2 80	12 30	12
Villeneuve la G.	Yonne. . . .	La F.-Monter.	325	5 20	2 —	7 20	9
Villeneuve-St-G.	Seine-et-Oise	La F.-Gray.	409	6 05	2 20	8 25	13
Villeneuve-s.-A.	Allier	La F.-Monter.	559	8 55	2 35	10 90	10
Villeneuve-s.-Y.	Yonne. . . .	Id.	363	5 75	2 —	7 75	9
Vinay	Isère . . .	La F.-Gray.	468	7 95	2 25	10 20	10
Virieu	Id. . . .	Id.	430	7 40	2 15	9 55	10
Virieu-le-Grand	Ain	Id.	383	7 15	2 —	9 15	9
Voiron. . . .	Isère . . .	Id.	453	7 75	2 20	9 95	10
Vonnas . . .	Ain	Id.	304	6 —	1 80	7 80	9
Voreppe	Isère . . .	Id.	465	7 90	2 25	10 15	10
Vougeot	Côte-d'Or . .	Id.	195	4 80	1 60	6 40	8
Voujeancourt .	Doubs. . .	La F.-Monter.	191	4 45	1 65	6 10	8
Voulte (la) . . .	Ardèche. . .	La F.-Gray.	486	7 95	2 25	10 20	10

(1) Voir la note au bas de la page 25.

ÉTRANGER.

Allemagne.	Autriche.
—	Hollande.
Suisse.	Belgique.
Italie.	Angleterre.

NOTA. La vente se faisant au comptant, le destinataire en formant sa demande d'un envoi, devra y joindre le montant en une valeur payable à présentation sur **PARIS**, **Lyon**, **Dijon**, **Strasbourg**, **Nancy**, **Metz**, **Épinal**, **Mirecourt**, ou toute autre ville voisine de *Contrexéville* (dans ce cas, ajouter aux frais indiqués page 23 80 c. pour ports de lettres supplémentaires).

Cependant, pour les dépôts, ainsi que pour les maisons qui feront des demandes fréquentes, il pourra y avoir un compte courant, mais s'il y a eu entente préalable avec la Société des eaux.

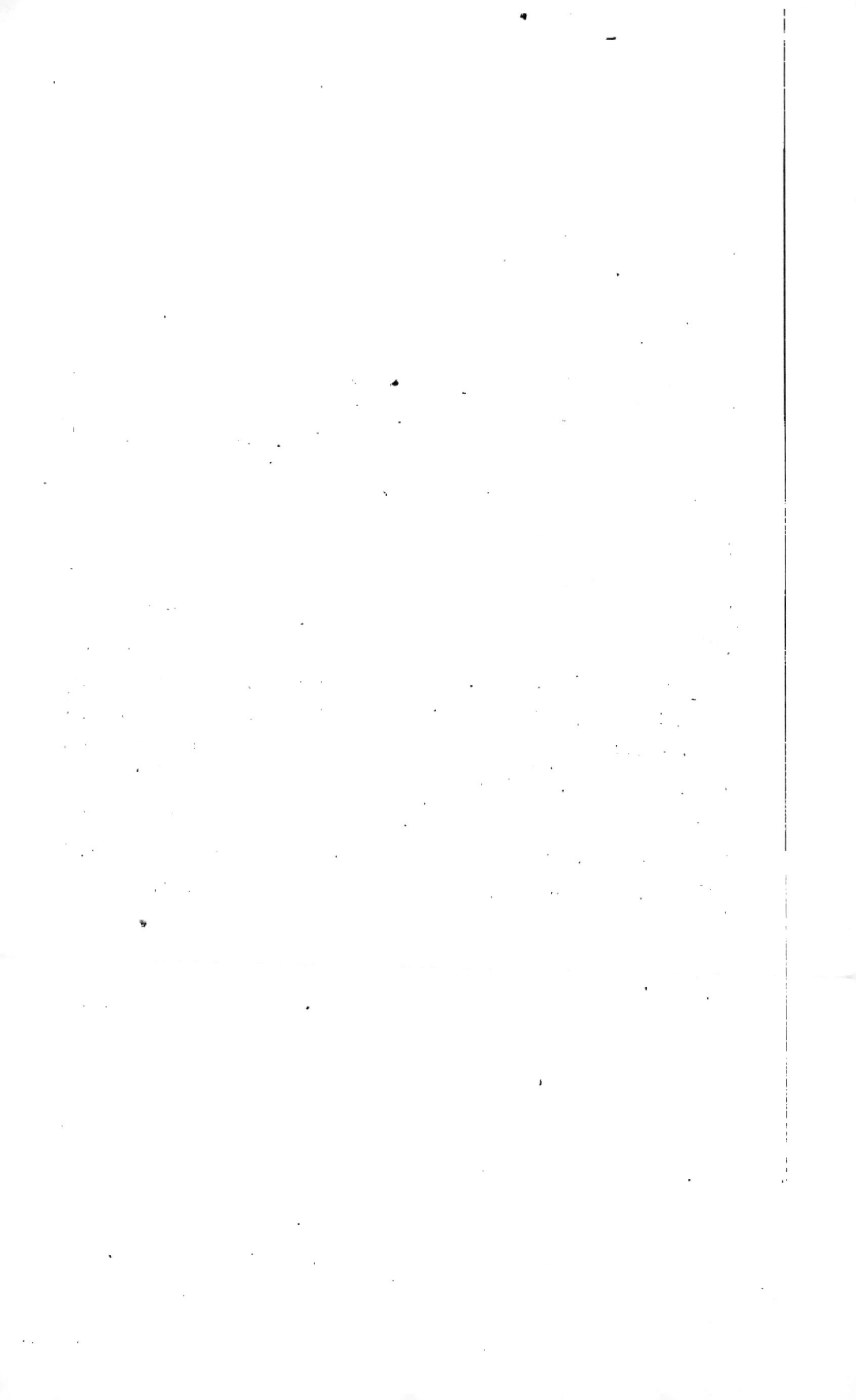

ALLEMAGNE

(pour le prix de l'eau voir page 23).

DESTINATIONS.	ÉTATS.	ITINÉRAIRE.	DISTANCES en kilomètres.	PRIX du TRANS-PORT. 50 bout. 100 kil.		Délais (jours francs).
				fr.	c.	
Altenbourg . .	Saxe-Altenbourg .	Charmes-Wissemb.	924	11	50	17
Augsbourg .	Bavière	Charmes-Kehl.	579	8	20	16
Baden-Baden .	G^d-duché de Bade .	Id.	273	5	10	9
Barmen	Prusse rhénane . .	Charmes –Forbach.	632	9	10	18
Berlin	Prusse	Charmes-Wissemb.	1132	15	20	22
Brême.	Ville libre.	Id.	925	12	25	14
Breslau . . .	Prusse (Silésie) . .	Id.	1322	17	—	25
Bromberg . . .	Id. (Pommeranie)	Id.	1497	20	65	30
Bruchsal . . .	G^d-duché de Bade	Charmes-Kehl.	323	5	80	11
Cannstadt . . .	Wurtemberg. . . .	Id.	396	6	35	12
Carlsruhe . . .	G^d-duché de Bade .	Id.	302	5	40	10
Cassel	Hesse-Cassel . . .	Charmes-Wissemb.	637	9	—	13
Chemnitz . . .	Saxe royale	Id.	940	11	70	18
Coblence. . . .	Prusse rhénane . .	Charmes–Forbach.	441	6	75	13
Gobourg. . . .	Saxe-Cobourg . . .	Charmes-Wissemb.	714	9	70	17
Cologne . . .	Prusse rhénane . .	Charmes–Forbach.	534	7	75	14
Créfeld	Id.	Id.	585	8	40	14
Creuznach. . .	Id.	Id.	363	5	75	10
Danzig.	Prusse.	Charmes-Wissemb.	1657	22	85	33
Darmstadt . . .	Hesse-Darmstadt .	Id.	443	6	65	11
Dresde. . . .	Saxe royale	Id.	1055	12	80	18
Düsseldorf. . .	Prusse rhénane . .	Charmes-Forbach.	601	8	60	16
Eisenach . . .	Saxe-Weimar . . .	Charmes-Wissemb.	702	10	—	16
Elberfeld . . .	Prusse rhénane . .	Charmes–Forbach.	628	9	05	18
Emmerich. . .	Id.	Id.	666	9	85	17
Ems	Nassau	Id.	463	6	40	12
Erfurt	Prusse	Charmes-Wissemb.	760	10	60	16
Eydtkühnen . .	Id. (front. russe)	Id.	1943	26	80	35
Francfort-s/M	Ville libre	Charmes–Forbach.	455	6	55	11
Fribourg-en-B.	G^d-duché de Bade .	Charmes-Kehl.	308	5	45	10
Glauchau . . .	Saxe royale	Charmes-Wissemb.	907	11	35	18
Glogau	Prusse	Id.	1296	17	05	26
Görlitz.	Id.	Id.	1162	14	70	22
Gotha	Saxe-Gotha	Id.	732	10	35	16
Halle	Prusse	Id.	865	11	85	16
* Hambourg (via Harb.)	Ville libre.	Id.	900	13	35	16
Id. (via Magd.)	Id.	Id.	1154	14	30	19
Hanovre . . .	Hanovre.	Id.	803	10	85	13

*Les prix pour Hambourg (via Harbourg) ne sont applicables que pendant la période de la navigation sur l'Elbe.

DESTINATIONS.	ÉTATS.	ITINÉRAIRE.	DISTANCES en kilomètres.	PRIX du TRANSPORT. 50 bout. 100 kil.		Délais (jours francs).
				fr.	c.	
Harbourg . . .	Hanovre.	Charmes-Wissemb.	893	12	70	14
Heidelberg. . .	Gᵈ-duché de Bade.	Charmes-Kehl.	357	5	85	10
Kœnigsberg . .	Prusse (orientale) .	Charmes-Wissemb.	1789	24	65	33
Landau	Bavière rhénane. .	Id.	277	5	05	8
Leipzig. . . .	Saxe royale	Id.	963	11	80	17
Ludwigshafen .	Bavière rhénane. .	Id.	325	5	55	8
*Lubeck (via Lunebourg)	Ville libre.	Id.	1015	13	60	17
Id. (via Magdebourg)	Id.	Id.	1154	14	90	19
Magdebourg	Prusse	Id.	552	9	10	12
Mannheim. . .	Gᵈ-duché de Bade.	Charmes-Kehl.	376	5	70	10
Mayence . .	Hesse	Charmes-Wissemb.	391	6	05	9
Minden	Prusse rhénane . .	Id.	867	11	60	15
Mosbach. . . .	Gᵈ-duché de Bade.	Charmes-Kehl.	411	6	60	12
Munich. . . .	Bavière	Id.	641	8	85	16
Nauen.	Prusse	Charmes-Wissemb.	1163	14	65	19
Nördlingen . .	Bavière	Charmes-Kehl.	504	7	45	13
Nuremberg .	Id.	Id.	607	8	50	16
Offenbach . .	Hesse	Charmes-Wissemb.	434	6	95	11
Offenbourg . .	Gᵈ-duché de Bade.	Charmes-Kehl.	246	4	85	9
Passau.	Bavière	Id.	849	10	95	20
Pforzheim. . .	Gᵈ-duché de Bade.	Id.	333	5	70	10
Posen	Prusse	Charmes-Wissemb.	1419	19	15	29
Potsdam. . . .	Id.	Id.	1208	14	70	24
Ratisbonne . .	Bavière	Charmes-Kehl.	744	10	30	19
Rostock	Mecklenb.-Schwér.	Charmes-Wissemb.	1186	15	55	19
Saarbrück . . .	Prusse	Charmes-Forbach.	235	4	65	8
Salzbourg . . .	Bavière	Charmes-Kehl.	801	10	35	17
Schwérin . . .	Mecklenb.-Schwér.	Charmes-Wissemb.	1087	14	70	19
Sonneberg. . .	Saxe-Meiningen . .	Id.	734	10	—	17
Spire	Bavière rhénane. .	Id.	322	5	50	8
Stettin.	Prusse	Id.	1262	14	35	20
Stuttgart . .	Wurtemberg. . . .	Charmes-Kehl.	392	6	30	12
Trèves.	Prusse	Charmes-Forbach.	322	5	50	9
Ulm.	Wurtemberg. . . .	Charmes-Kehl.	486	7	20	13
Wirballen . . .	Russie (front. prus.)	Charmes-Wissemb.	1947	26	85	34
Wismar	Mecklenb.-Schwér.	Id.	1123	15	05	19
Worms.	Gᵈ-duché de Hesse.	Id.	347	5	75	9
Zittau	Saxe royale	Id.	1169	14	95	22
Zwickau. . . .	Id.	Id.	891	11	20	17

*Les prix pour Lubeck (via Lunebourg) ne sont applicables que pendant la période de la navigation sur l'Elbe.

SUISSE — ITALIE

(pour le prix de l'eau voir page 23).

DESTINATIONS.	ITINÉRAIRE.	DISTANCES en kilomètres.	PRIX du TRANSPORT. 50 bout. 100 kil.		Délais (jours francs).
			fr.	c.	

SUISSE.

Au	La Ferté-B.-Bâle.	467	7	—	10
Berne	Id.	356	6	30	9
Coire	Id.	481	8	20	10
Fluelen	Id.	—	6	65	10
Fribourg	Id.	388	6	80	9
Genève	Id.	509	8	45	11
Glaris	Id.	435	7	40	10
Haag	Id.	476	7	40	11
Landquart	Id.	469	8	—	10
Lausanne	Id.	454	7	65	10
Lucerne	Id.	344	6	15	9
Neufchâtel	Id.	386	6	80	9
Olten	Id.	289	5	35	9
Ragatz	Id.	461	7	85	10
Rapperswyl	Id.	397	6	90	10
Rorschach	Id.	452	6	65	10
Saint-Gall	Id.	431	7	—	10
Sargans	Id.	454	7	80	10
Soleure	Id.	330	5	95	9
Thoune (ville) . . .	Id.	385	6	75	10
Turgi	Id.	325	5	90	9
Vevey	Id.	473	7	90	10
Wallissellen	Id.	361	6	35	9
Winckeln	Id.	431	7	—	10
Winterthur	Id.	378	6	35	9
Zurich	Id.	351	6	35	9

ITALIE.

Alexandrie	La Ferté-B.-Bâle-Fluelen.	—	16	90	22
Bologne	Id.	—	19	90	14
Florence	Id.	—	23	90	27
Gênes	Id.	—	16	15	21
Livourne	Id.	—	19	90	25
Mantoue	Id.	—	25	15	28
Milan	Id.	—	26	15	25
Parme	Id.	—	18	90	24
Rome	Id.	—	26	90	28
Turin	Id.	—	17	65	21
Venise	Charmes-Kehl.	1583	17	50	26

AUTRICHE — HOLLANDE — BELGIQUE — ANGLETERRE

(pour le prix de l'eau voir page 23).

DESTINATIONS.	ITINÉRAIRE.	DISTANCES en kilomètres.	PRIX du TRANSPORT. 50 bout. 100 kil.		Délais (jours francs).
			fr.	c.	
AUTRICHE.					
Bazias.	Charmes–Kehl.	1815	21	25	29
Cracovie	Id.	1535	19	10	25
Gratz	Id.	1342	16	50	22
Linz	Id.	924	11	65	18
Pesth	Id.	1390	17	—	36
Prague	Id.	959	12	35	24
Pressbourg	Id.	1182	15	—	24
Trieste	Id.	1397	16	15	25
Vienne	Id.	1109	13	45	18
HOLLANDE.					
Abcoude	Charmes–Forbach.	776	10	50	20
Amsterdam	Id.	784	10	55	17
Arnheim	Id.	692	10	35	19
Dordrecht	Charmes–Luxembourg.	591	6	60	16
Haarlem	Charmes–Forbach.	810	13	55	23
Maasbergen	Id.	731	10	75	20
La Haye	Id.	832	14	60	23
Rotterdam.	Charmes–Luxembourg.	591	6	60	16
Utrecht	Charmes–Forbach.	751	11	10	20
BELGIQUE.					
Alost	Charmes–Luxembourg	482	6	05	13
Anvers	Id.	496	6	10	13
Bruges	Id.	554	6	45	13
Bruxelles	Id.	451	5	80	11
Gand	Id.	509	6	15	13
Huy	Id.	422	5	85	12
Liége	Id.	451	6	15	12
Ostende	Id.	576	6	55	13
Verviers	Id.	477	6	35	14
ANGLETERRE.					
Londres (domicile). .	La Ferté-Laon-Boulogne.	725	12	30	—
Liverpool . . .	La Ferté Paris-Havre.	—	10	60	—

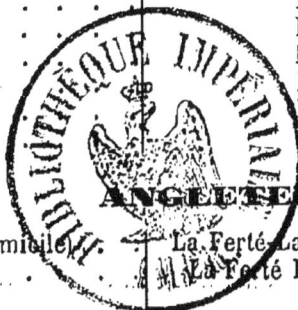